終末期医療の専門家22人に聞いてわかった
痛くない、後悔しない最期

在宅死のすすめ方

完全版

世界文化社

本書の取材にご協力いただいた先生の皆様（掲載順）

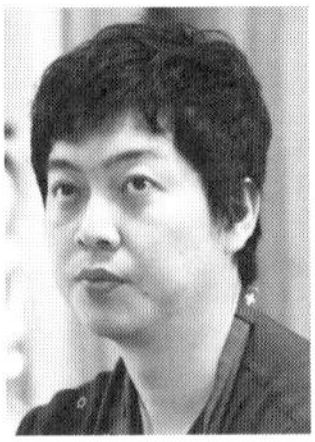

西《にし》智弘《ともひろ》医師

川崎市立井田病院・かわさき総合ケアセンター腫瘍内科／緩和ケア内科医長

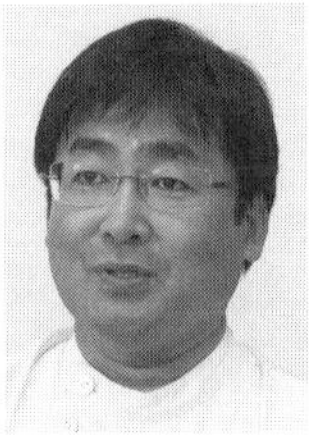

永《なが》井《い》康徳《やすのり》医師

医療法人ゆうの森理事長／たんぽぽクリニック医師

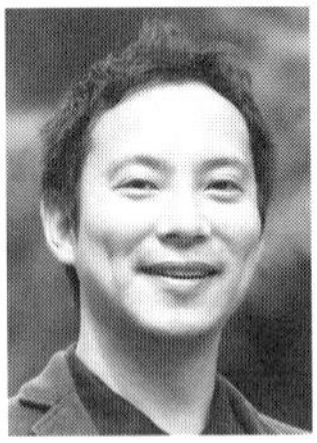

守上《もりがみ》佳樹《よしき》医師

よしき往診クリニック（YOC）院長

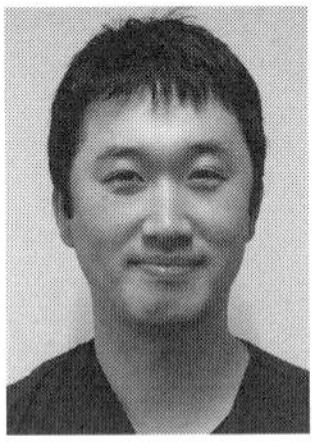

今《いま》井《い》浩平《こうへい》医師

いまいホームケアクリニック院長

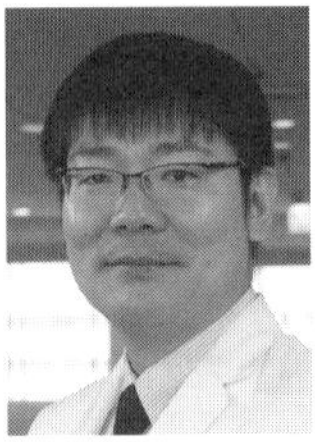

柏《かしわ》木《ぎ》秀行《ひでゆき》医師

飯塚病院連携医療・緩和ケア科部長

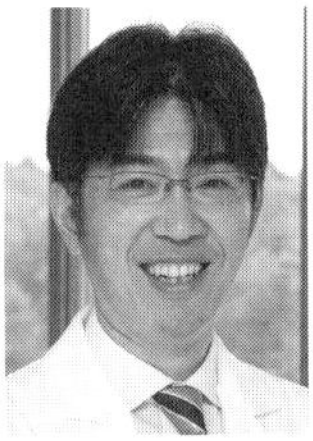

松本《まつもと》禎久《よしひさ》医師

国立がん研究センター東病院緩和医療科長

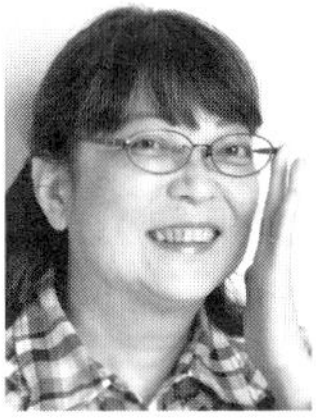

椎名《しいな》美恵子《みえこ》 看護師

東京都訪問看護ステーション協会会長／
訪問看護ステーションみけ所長

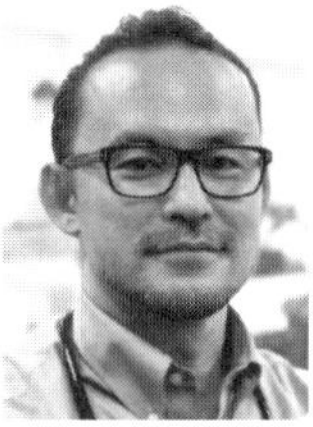

佐々木《ささき》淳《じゅん》 医師

医療法人社団悠翔会理事長／
診療部長

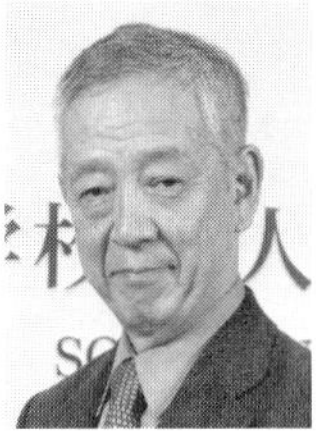

島薗《しまぞの》進《すすむ》 教授

上智大学グリーフケア研究所所長／
東京大学名誉教授

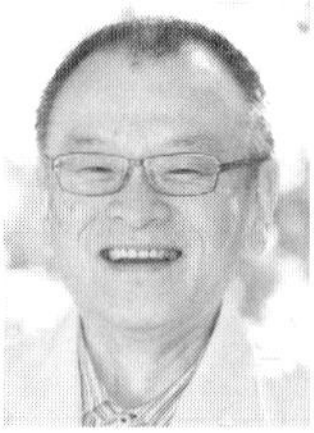

大橋《おおはし》洋平《ようへい》 医師

海南病院緩和ケア病棟非常勤医師

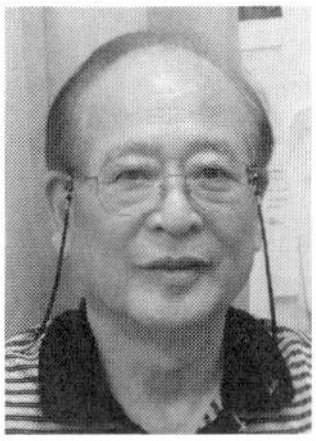

川越《かわごえ》厚《こう》 医師

医療法人社団パリアン理事長

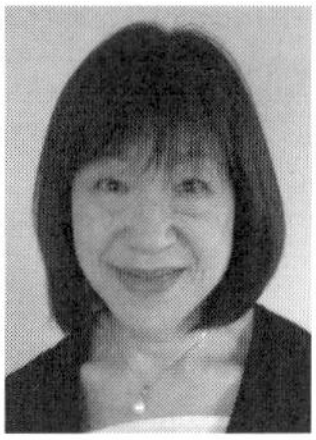

田村《たむら》里子《さとこ》 先生

WITH 医療福祉実践研究所
がん・緩和ケア部部長

本書の取材にご協力いただいた先生の皆様

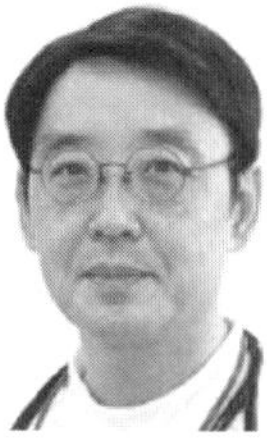

小澤《おざわ》竹俊《たけとし》医師

めぐみ在宅クリニック院長／
エンドオブライフ・ケア協会代表理事

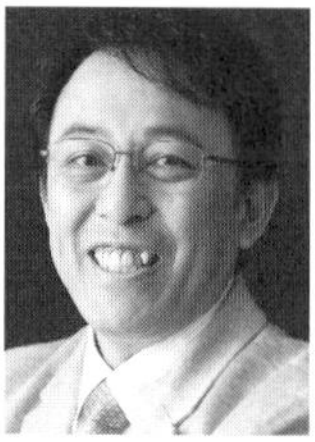

長尾《ながお》和宏《かずひろ》医師

医療法人社団裕和会理事長／
長尾クリニック院長

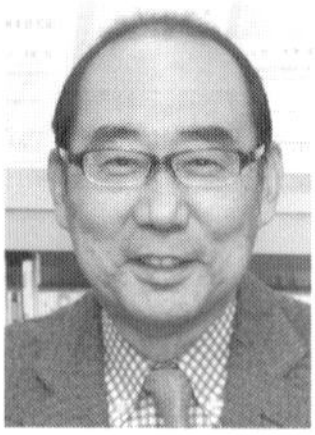

太田《おおた》秀樹《ひでき》医師

全国在宅療養支援医協会常任理事／
医療法人アスムス理事長

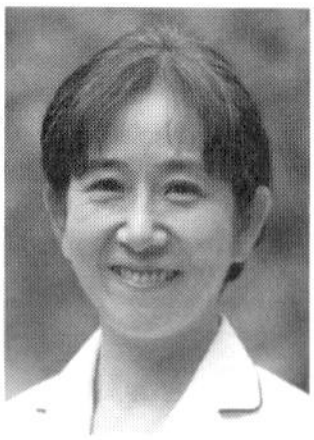

岡山《おかやま》容子《ようこ》医師

おかやま在宅クリニック院長

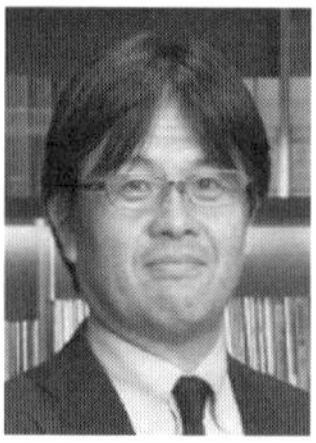

木澤《きざわ》義之《よしゆき》医師

神戸大学医学部附属病院
緩和支持治療科

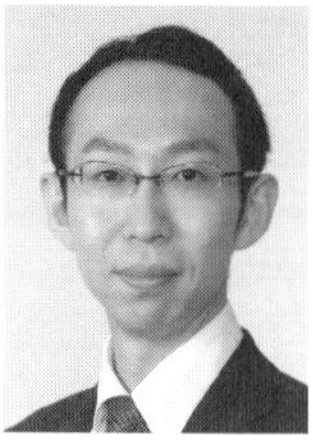

新宮《しんぐう》信之《のぶゆき》先生

NS パートナーズ司法書士事務所
司法書士

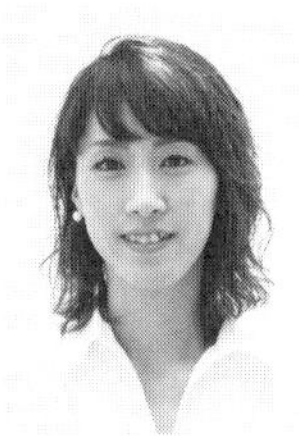

岩谷《いわたに》真意《まい》看護師

日本終末期ケア協会代表理事／
訪問看護ステーションここりんく
代表兼所長

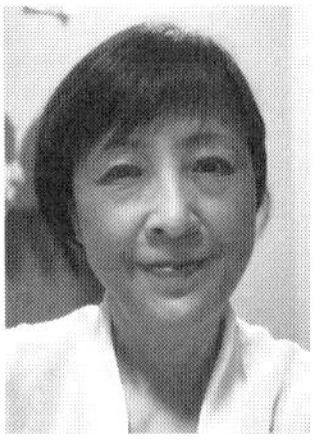

宮林《みやばやし》幸江《さちえ》先生

日本グリーフケア協会会長

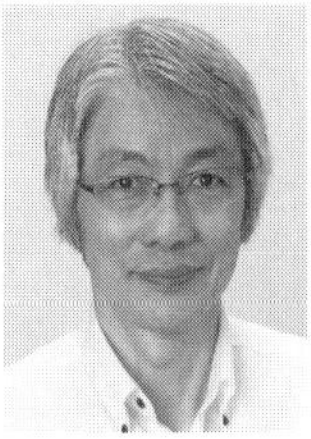

柳澤《やなぎさわ》博《ひろし》医師

TEAM BLUE やまと診療所副院長

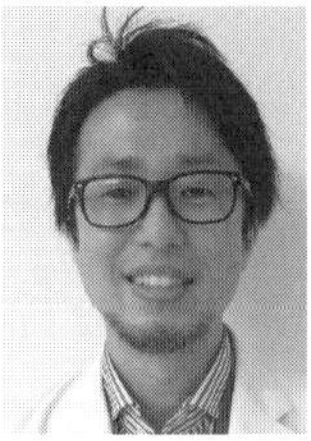

伊藤《いとう》嘉規《よしのり》先生

名古屋市立大学病院緩和ケアセンター
公認心理師／臨床心理士

あなたはどこで最期を迎えたいですか？

みなさんは最期をどこで迎えたいと思いますか？　実は自宅で最期を迎えたいと思っている日本人は約7割もいらっしゃいます。「住み慣れた場所で最期を迎えたい」（72％）、「最期まで自分らしく好きに過ごしたい」（63％）、「家族等との時間を多くしたい」（51％）などが在宅死を希望する主な理由です。

理想と現実とのギャップ

それでは実際に、どのくらいの人が在宅死を選んでいるのでしょうか？　２０１９年に自宅で亡くなった人は約14％。およそ7人に1人。70年前の日本では、かつて8割以上が自宅で最期を迎えていました。しかし１９８０年頃に在宅死と病院死の割合が逆転。病院で亡くなる時代が30年以上続いてきました。本当は7割の方が「住み慣れた自宅で最期を迎えたい」と考えているにもかかわらず、病院で最期を迎えられる方がほとんどでした。

在宅死は実現できます！

しかし、「最期は病院で迎えるもの」が当たり前だった時代は今や再び変わりつつあります。実は2005年をピークに病院死の減少傾向が続いています。そして現在の日本では、行政において在宅医療を支える様々な支援策がしっかり用意されています。

つまり、在宅医療のノウハウを身につけて各種制度をしっかり利用することで、在宅医療支援の恩恵を得ることは可能ですし、在宅死は「誰でも実現できる」のです。

専門家に取材・執筆、普段は聞きにくいQ&Aを掲載

そこで本書では、在宅死を実現するために必要な終末期医療のノウハウを、医師や専門家への取材に基づき、テーマ別にまとめています。さらに自分ではなかなか聞きにくい質問についてQ&A形式でご回答いただきました。また余命宣告を受けてから自宅での最期を迎えるためのロードマップの例をおひとり様、ご夫婦、患者さんのご家族など、ご本人や看取り側といったケース別に掲載しています。本書が自宅での最期を希望されるご本人やご家族にとって一助となれば幸いです。

在宅死のロードマップ

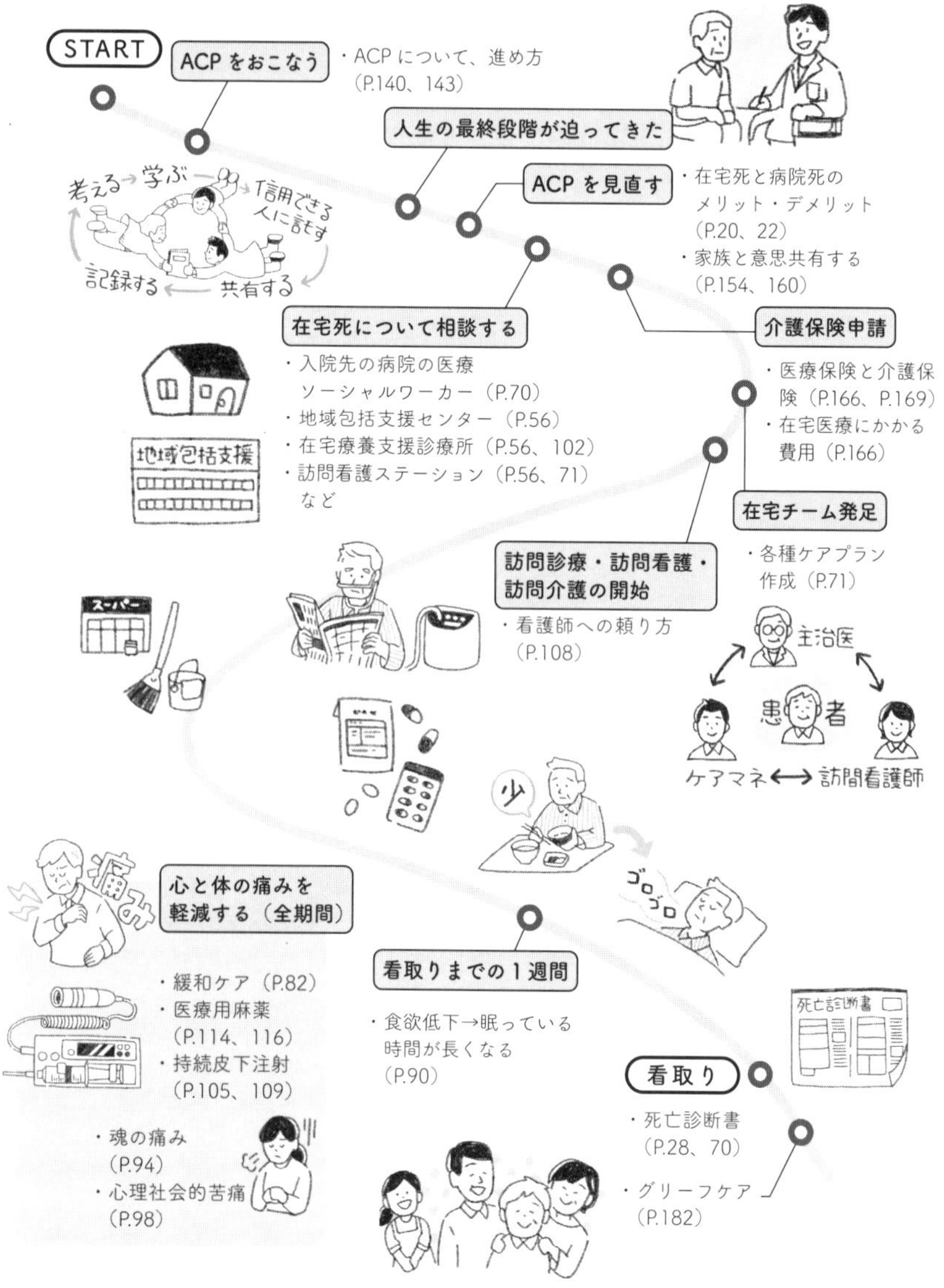

人生の最期を自宅で過ごしたい方の一例です。かかりつけ医の有無や入院中か在宅治療中かなどでかかわる方や状況は異なったり順番は前後したりする場合があります。

本書の内容

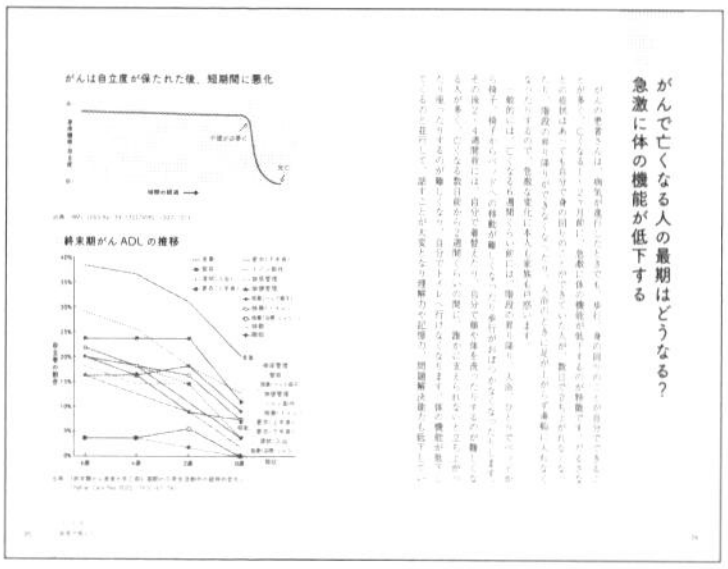
がんで亡くなる人の最期はどうなる？
急激に体の機能が低下する

がんは自立度が保たれた後、短期間に悪化

終末期がん ADL の推移

いろいろな テーマ別に解説

在宅医療や終末期医療で知っておきたいノウハウをテーマ別にまとめました。

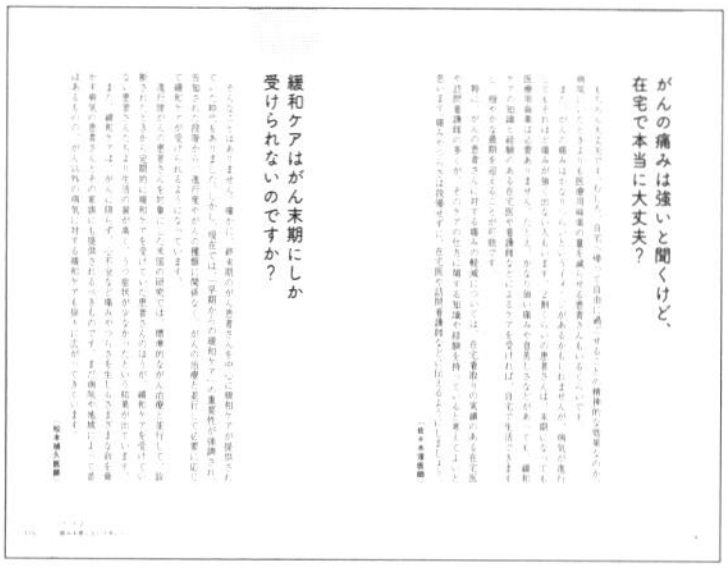
がんの痛みは強いと聞くけど、在宅で本当に大丈夫？

緩和ケアはがん末期にしか受けられないのですか？

医師、専門家への Q&A

普段聞きたくてもなかなか聞けない質問について、医師や専門家の方に答えていただきました。

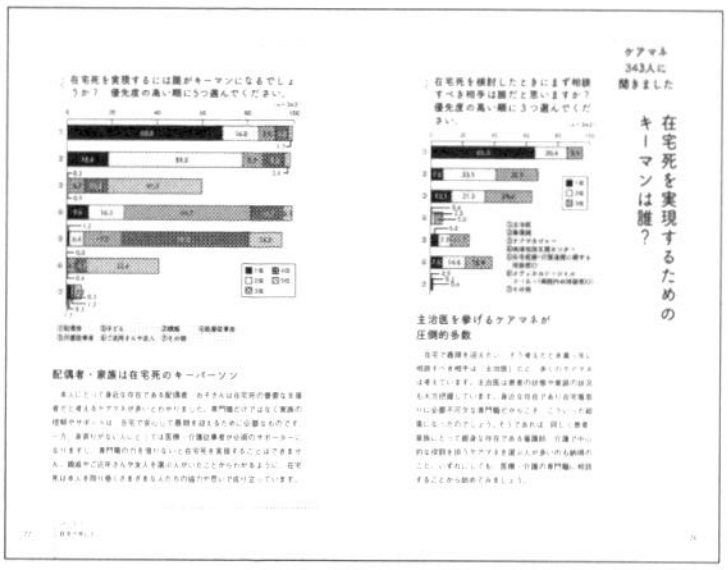
ケアマネ343人に聞きました

在宅死を実現するためのキーマンは誰？

配偶者・家族は在宅死のキーパーソン

主治医を挙げるケアマネが圧倒的多数

ケアマネに 聞きました

実際に医師や患者さんと深くかかわりをもつケアマネの皆様に現場での状況のアンケートを行いました。

P.32-33、P.60-61、P.76-79（343人）、P.128-131、P.150-151、P.176-177（372人）はそれぞれ異なる母集団による回答です。

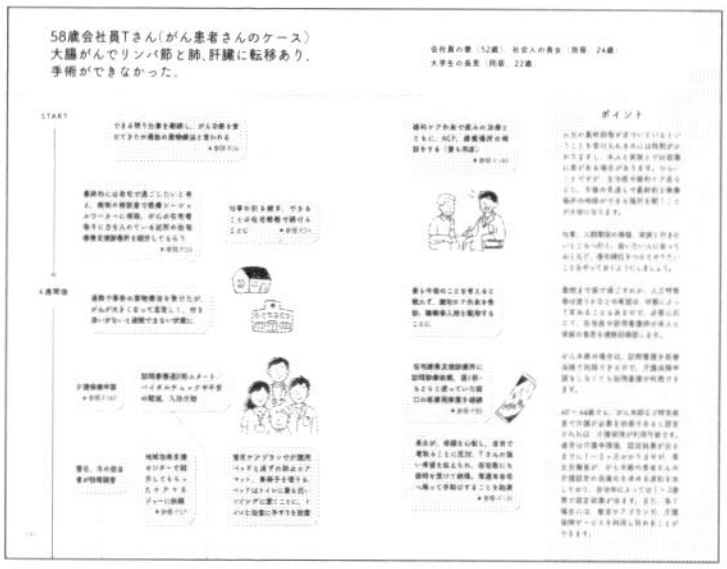
58歳会社員Tさん(がん患者さんのケース)
大腸がんでリンパ節と肺、肝臓に転移あり、手術ができなかった。

流れがわかる ロードマップ

看取りを実現するための在宅療養の流れがわかります。家族と同居、おひとり様などのシチュエーション別に例を挙げています。

参考文献

BMJ. 2005 Apr 30; 330(7498): 1007–1011.
「終末期がん患者の死亡前6週間の日常生活動作の経時的変化」（Palliative Care Research 2020; 15(3)167-74）

厚生労働省

・「地域包括ケアシステム」（https://www.mhlw.go.jp/stf/seisakunitsuite/bunya/hukushi_kaigo/kaigo_koureisha/chiiki-houkatsu/）
・「在宅医療に関する普及・啓発リーフレット」（https://www.mhlw.go.jp/stf/seisakunitsuite/bunya/0000061944.html）
・「24時間対応の定期巡回・随時対応サービスの創設」（https://www.mhlw.go.jp/file/06-Seisakujouhou-12300000-Roukenkyoku/0000077236.pdf）
・「人生の最終段階における医療に関する意識調査報告書」（https://www.mhlw.go.jp/toukei/list/dl/saisyuiryo_a_h29.pdf）
・「人生の最終段階における医療・ケアの決定プロセスに関するガイドライン」（https://www.mhlw.go.jp/file/06-Seisakujouhou-10800000-Iseikyoku/0000197721.pdf）

一般社団法人 全国在宅療養支援医協会

「在宅医療助成公募により作成された小冊子」（http://zaitakuiryo.or.jp/books/index.html）

国立がん研究センター・がん情報サービス

・「がんの療養と緩和ケア つらさを和らげてあなたらしく過ごす」
・「診断と治療・緩和ケア」
・「がんと心」

「患者さんと家族のためのがんの痛み治療ガイド 増補版」（金原出版）
厚生労働科学研究・がん対策のための戦略研究・緩和ケア普及のための地域プロジェクト「これからの過ごし方について」
MA 1995;274:1591-8.
介護のほんね「チャートで分かる介護保険か医療保険か」（https://www.kaigonohonne.com/questions/28）

アンケート協力

調査協力：ケアマネジメント・オンライン（株式会社インターネットインフィニティー）

取材・執筆

福島安紀（ふくしま・あき）

1990年立教大学法学部卒。医療系出版社、「サンデー毎日」専属記者を経てフリーランスの医療ライターに。医療・介護問題を中心に取材・執筆活動中。社会福祉士。2011年に父親を実家で看取る。著書に『がん、脳卒中、心臓病 三大病死亡 衝撃の地域格差』（中央公論新社、共著）『病院がまるごとやさしくわかる本』（秀和システム）など。
執筆：P.34 ～ 51、P.54 ～ 59、P.82 ～ 121、P.124 ～ 127、P.132、P.152 ～ 153、P.194 ～ 211

横井かずえ（よこい・かずえ）

医薬専門新聞社薬事日報社で編集記者として13年間、厚生労働省や日本医師会、日本薬剤師会、医療現場などを取材し、2014年にフリーの医療ライターとして独立。現在は医療・介護分野で書籍や雑誌に執筆中。これまでに取材してきた医師・看護師・薬剤師は400人以上に上る。　執筆：P.20 ～ 29、P.52 ～ 53、P.62 ～ 65、P.80、P.122 ～ 123、P.134 ～ 149、P.154 ～ 164

大正谷成晴（おしょうだに・しげはる）

1973年生まれ。フリーランスの編集・ライター。2001年よりビジネス誌を中心に活動を始め、投資・資産運用全般、副業、クレジットカード、医療・介護など、幅広いジャンルで取材・執筆を行っている。企業の女性活用に関する記事執筆も多数。
執筆：P.166 ～ 192、P.212 ～ 217、アンケートページ

小川留奈（おがわ・るな）

医療ライター。公衆衛生学修士（専門職）。中央大学文学部卒。著書に『名医が教える「生活習慣病」の基礎知識』（講談社／日本医師会監修、共著）他。2018年より帝京大学大学院公衆衛生学研究科博士後期課程に在学。パブリックヘルスの情報の伝え方を研究している。　執筆：P.30 ～ 31、P.66 ～ 75

執筆協力

構成

田中留奈（たなか・るな）

「伝わるメディカル」代表。2002年に鳥取大学医学部生命科学科を卒業。医学書出版社の南山堂、医師向けサイト運営のエムスリー株式会社などを経て、2019年に独立して現在に至る。2021年より佐賀大学大学院先進健康科学研究科修士課程（医科学コース）に入学。

Contents 目次

パート2 痛みを感じないで死にたい

パート3

希望する形で死にたい

パート6 サクッとわかる在宅死ロードマップ

パート 1

自宅で死にたい

あなたはどこで死にたいですか？①
在宅死のメリット・デメリット

在宅死の大きなメリットは、住み慣れた場所で最期まで過ごすことができる点です。病院にいるとどうしても管理された生活になってしまいがちですが、在宅ではその人が過ごしてきた歴史や家族、自分の好きなものに囲まれて最期を迎えることができるのです。また、在宅では最期まで食べたいものを食べたいときに、口から食べられるだけ食べて穏やかに亡くなっていくこともできます。

実は在宅にはとても大きなパワーがあります。病院で痛みがコントロールできずに苦しくても、在宅に戻ると元気を取り戻す人もいるのです。

一方で在宅死のデメリットとしては、高度な治療や検査を求めるのであれば、病院にはかなわない点です。また、家族の負担も考慮しなければなりません。

いずれにしても在宅死を実現するには「死と向き合う」ことが必要です。そうでなければ最期の最期まで人工栄養を入れるなど、不必要な医療を行うことにつながります。

在宅死を選んで穏やかな死を迎えられたケース

誤嚥《ごえん》性肺炎を繰り返していた男性は、病院で勧められた胃ろうを断り、口から食べられる間は好きなものを口から食べ、その後は自然な看取《みと》りを選びました。徐々に食べられる量は減りましたが点滴などはしなかったので、少しずつ脱水気味になり1日中うとうとするように。最期は、痛みもなく枯れるようでした。「死と向き合うことで家族水入らずの時間を過ごし、穏やかな看取りにつながりました」

（たんぽぽクリニック　永井康徳医師）

望まない形での最期を過ごすことになったケース

がんの末期で死期が近づいていた男性は「死ぬときは家に帰りたい」と希望し、医療連携室に相談していました。しかし主治医の回答は「病気がよくなったら帰りましょう」というもの。「よくならなければ家に帰れない」と思い込んだ男性と家族は、在宅医療への移行が遅れてしまうことに。その結果、住み慣れた自宅で家族と過ごす貴重な時間が短くなってしまいました。「死と向き合うことができないと、最期の最期まで病院で医療を受け続けるなど、望まない形での最期につながってしまいます」

（永井康徳医師）

あなたはどこで死にたいですか？②
病院死のメリット・デメリット

病院で最期まで過ごすことの最大のメリットは、医師や看護師をはじめとする医療者が24時間365日そばにいて、何かあってもすぐに対応できることです。また、家族に迷惑をかけずにすむというメリットもあります。実は終末期の患者さんで「家族に迷惑をかけたくない」と願う方は非常に多いのです。在宅ではどうしても家族に負担がかかってしまうため、病院で看護師に仕事として世話をしてもらったほうが楽だと考える人はいるようです。また、家族側から見たメリットとしては、〝死〟という非日常的な出来事を病院という空間で迎えることで、精神的な負担が軽減されるということです。

一方でデメリットとしては、その人の個性や役割が奪われて「患者さん」となってしまうことが挙げられます。自宅では父親だったり母親だったり地域や社会とつながっていたのに、入院したとたんにただの「患者さん」になってしまうのです。役割が奪われることは、生きがいをなくすことと同じで、その人の生きる力を奪ってしまうのです。

病院死を選んでよかった例

入院で夫を看取った方で、夫の死後、病院に足を踏み入れることができなくなってしまった方も。このように場所と記憶が結びついて、その場所に行くとつらいことを思い出してしまう人は少なくありません。「この場合、病院という日常から切り離された場所で看取ることによって、その後日常生活に戻りやすいというメリットが挙げられます」

（川崎市立井田病院・かわさき総合ケアセンター腫瘍内科／緩和ケア内科医長　西智弘医師）

病院死を選んで悪かった例

病院にいると窓際でじっと外を眺めている人に、しばしば出会います。彼らに何を見ているのか尋ねると「自分の家が見えるかと思って見ている」と寂しそうな横顔で言いました。彼らは自宅にいたときは夫であり、父親であり、一家の大黒柱でした。しかし入院したとたんに個性を失った「患者」でしかなくなってしまうのです。「病院に入院すれば安心と思うかもしれませんが、むしろ病院にいることで気力や体力、希望が奪われて、人生の最期をその人らしく過ごせなくなることもあるのです」

（西智弘医師）

在宅死にまつわる誤解①
ぎりぎりまで仕事を続けて死ぬことは難しい

家族がいて仕事を続けたい場合

がんと診断を受けた自営業の男性は、生きがいだった仕事をできるだけ長く続けたいと希望して、入院はしないことを決断。家族も男性の希望を尊重しました。

体が自由に動く間は、**抗がん剤治療を受けながら無理のない範囲で仕事を継続。ぎりぎりまで外来診療で治療を受けていました（ポイント①）。**

しばらくは仕事と治療を両立していましたが、次第に抗がん剤が効かないように。その頃には仕事をする体力もなくなってきていたため、主治医と本人、家族

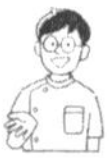

ポイント①

入院していなくても、外来診療から直接、在宅医療へ移行することは可能です。

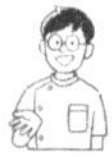

ポイント②

複数の診療科や病院にかかっている場合は、ＭＳＷなどに情報を集約してもらい、在宅医へつなげてもらいましょう。

が相談のうえで、抗がん剤による積極的な治療は終了することになりました。そして苦痛を取り除いて、残された時間を家族と穏やかに過ごすことなどを目的に、在宅医療へ切り替えて暮らすことに決めました。

男性はもともと最期は在宅で過ごすことを希望していたため、早くから**地域医療連携室のMSW（医療ソーシャルワーカー）に相談（ポイント②）**。MSWを通して**地域包括ケアセンターや訪問看護ステーションなど、地域で利用できる医療や介護サービスを紹介（ポイント③）**してもらいました。

また、ケアマネジャーに相談して介護保険の申し込みの手続きを行うなど、**在宅医療に移行するための準備を早めにしていたため（ポイント④）**、タイムラグがなくスムーズに在宅医療へ移行することができました。

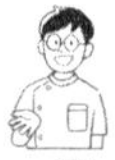

ポイント③

在宅医療の場においては介護：医療が8：2の割合です。そのため訪問看護師や介護職が大きな役割を果たしています。

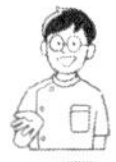

ポイント④

早めに準備することでタイムラグなく在宅医療に移行できます。

（いまいホームケアクリニック院長 今井浩平医師）

在宅死にまつわる誤解②
独居の方、おひとり様で在宅死を実現するのはまれだ

最期まで自分の家で暮らして在宅死を実現したい場合

夫に先立たれてひとり暮らしをしていた女性は、住み慣れた地域で最期まで過ごすことを希望して、**訪問看護や訪問介護のサポートを受けながらひとり暮らしをしていました（ポイント①）**。

普段から「夫が建てたこの家で最期まで暮らしたい」「もしも認知症になってひとり暮らしができなくなったら、あらかじめ決めておいた施設に入所させてほしい」など、別居の**息子や隣人、在宅医、訪問看護師、ケアマネジャー、ヘルパーなどに自分の希望を伝えていました（ポイント**

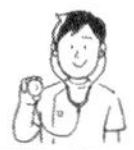

ポイント①
多くの在宅医は、ひとり暮らしの方の看取りを何人も経験しています。いくつかのポイントを押さえれば、ひとり暮らしでも在宅死は十分可能です。

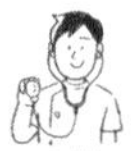

ポイント②
自分の意思を周囲に伝えることは何よりも大切です。医療はどこまで受けるのか、亡くなった後はどうしてほしいかなど、家族や

②）。また、やがて訪れる最終段階で受けたい医療や受けたくない医療については「口から食事がとれなくなっても胃ろうはしない」など、医療・介護チームと折に触れて話し合いをしていました。

女性が穏やかに在宅で過ごせるように、**ケアマネを始めとして在宅医、訪問看護師やヘルパーなどさまざまな職種がチームでサポートをしていました（ポイント③）**が、中でも頼りにされていたのが訪問看護師です。**訪問看護師は医療の専門知識を持ったうえで、生活上の問題にも相談に乗ってくれる、頼りになる存在です（ポイント④）**。

女性はその時々で体調に不安が出ても、入院はせずに在宅で受けられる範囲の医療サービスを受けて生活。自分自身のフィーリングに合った訪問看護師やヘルパー、近所の人などに見守られながら、慣れ親しんだ地域で最期まで安心して過ごすことができました。

ケアチームにしっかり伝えましょう。

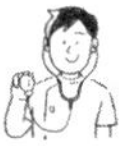

ポイント③

地域包括支援センターで、ケアマネジャーについて相談したり、在宅医も探せます。利用できる各種支援制度、保険制度も調べて、終末期をチームで支えてもらいましょう。

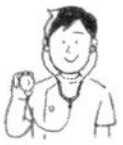

ポイント④

在宅医療のキーパーソンは、訪問看護師です。信頼できる訪問看護師がいれば、安心して最期まで過ごすことができるでしょう。

（今井浩平医師）

在宅死にまつわる誤解③
×自宅で死ぬと不審死で警察沙汰や検死になる
◎かかりつけ医がいれば……

普段から継続して診察してくれている医師がいれば、在宅で死んでも不審死にはなりません。亡くなった場所が在宅であっても、医師は死亡診断書を書くことができるからです。死亡診断書があれば孤独死ではありませんから、不動産の価値が下がることもありません。

「必ずしも訪問診療を契約している医師でなくても、普段外来で診てくれている医師でも大丈夫です。訪問診療の契約がなくても、医師は単発での訪問ができるからです。ただし、その医師が非常勤であったり遠方から通っていたりなど、何らかの理由で来られないケースもあります。外来通院の場合は、ある程度の年齢になったら主治医に『先生、もしも自分が死んだときは対応してもらえますか？』と確認しておくとよいでしょう。もしもまったく往診に対応していなければ、対応している医師を紹介するなどしてくれるはずです」

（よしき往診クリニック院長　守上佳樹医師）

在宅死にまつわる誤解④
×一般人が在宅死は経済的に難しい
◎各種支援制度、保険制度を利用すれば実現できる

ごく一般的な人でも、医療保険制度や介護保険制度を始めとする公的制度を活用すれば在宅死は可能です。例えば75歳以上の後期高齢者が支払う医療費の自己負担は、原則として1割（現役並み所得者は3割負担）。これは終末期の医療においても変わりません。

また自己負担額が高額の際に所得に応じて一定の金額が払い戻される「高額療養費制度」も活用できます。

介護保険も自己負担額が1〜3割に定められており、自己負担額が高額の際に所得に応じて一定の金額が払い戻される「高額介護サービス費」も活用できます。

これらの制度を上手に活用することで金銭面での負担を軽減できます。

制度名	内容	参照ページ
医療保険制度	年齢や所得に応じて自己負担1〜3割で医療が受けられる	P.167、168
介護保険制度	所得に応じて自己負担1〜3割で介護サービスが受けられる	P.166、168
高額療養費制度	1ヶ月の医療費が限度額を超えた場合、超えた分が払い戻される	P.167、168
高額介護サービス費	1ヶ月の介護保険サービス費が限度額を超えた場合、超えた分が払い戻される	P.169

どのくらいの人が在宅死を選んでいる？理想と現実のギャップ

「最期は病院で迎えるもの」が当たり前だった時代は今や変わりつつあります。自宅で最期を迎えたいと思っている国民は約7割。「住み慣れた場所で最期を迎えたい」（72％）、「最期まで自分らしく好きに過ごしたい」（63％）、「家族等との時間を多くしたい」（51％）などが主な理由です（複数回答）。

では実際に、どのくらいの人が在宅死を選んでいるのでしょうか？　２０１９年に自宅で亡くなった人は約14％。およそ7人に1人。70年前の日本では、かつて8割以上が自宅で最期を迎えていました。１９８０年頃には在宅死と病院死の割合が逆転。7割以上が自宅での最期を希望しているにもかかわらず、病院で亡くなる時代が30年以上続きました。

しかし、日本はすでに超高齢社会。好むと好まざるとにかかわらず、病院以外の場所で最期を迎えるケースが増えていきます。その兆候は出始めていて、２００５年をピークに病院死の減少傾向が続いています。

約7割が「自宅」を希望

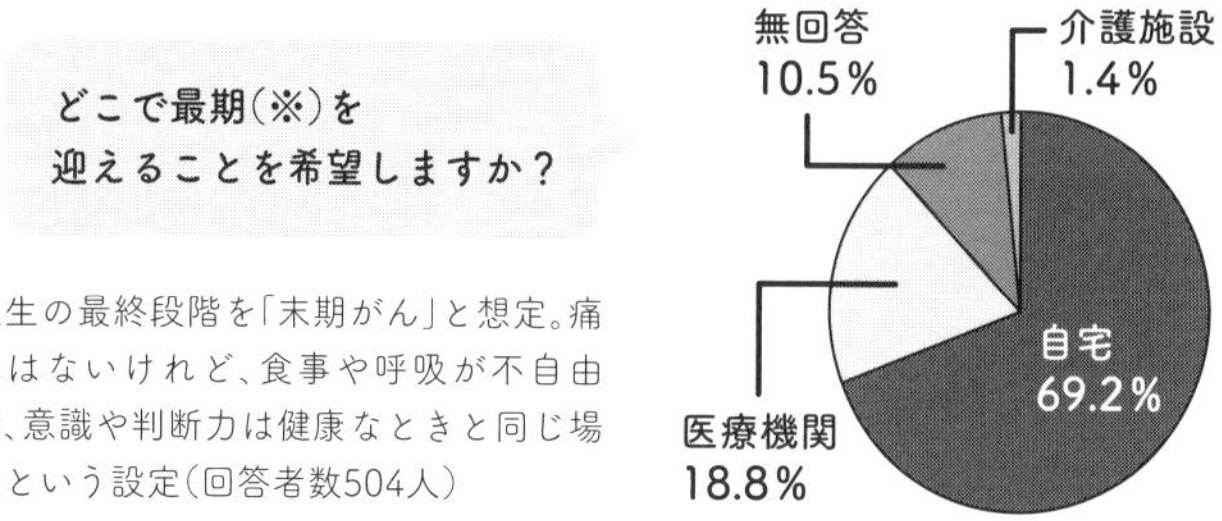

※人生の最終段階を「末期がん」と想定。痛みはないけれど、食事や呼吸が不自由で、意識や判断力は健康なときと同じ場合という設定(回答者数504人)

出典：厚生労働省「平成29年度人生の最終段階における医療に関する意識調査報告書」

死亡場所の推移

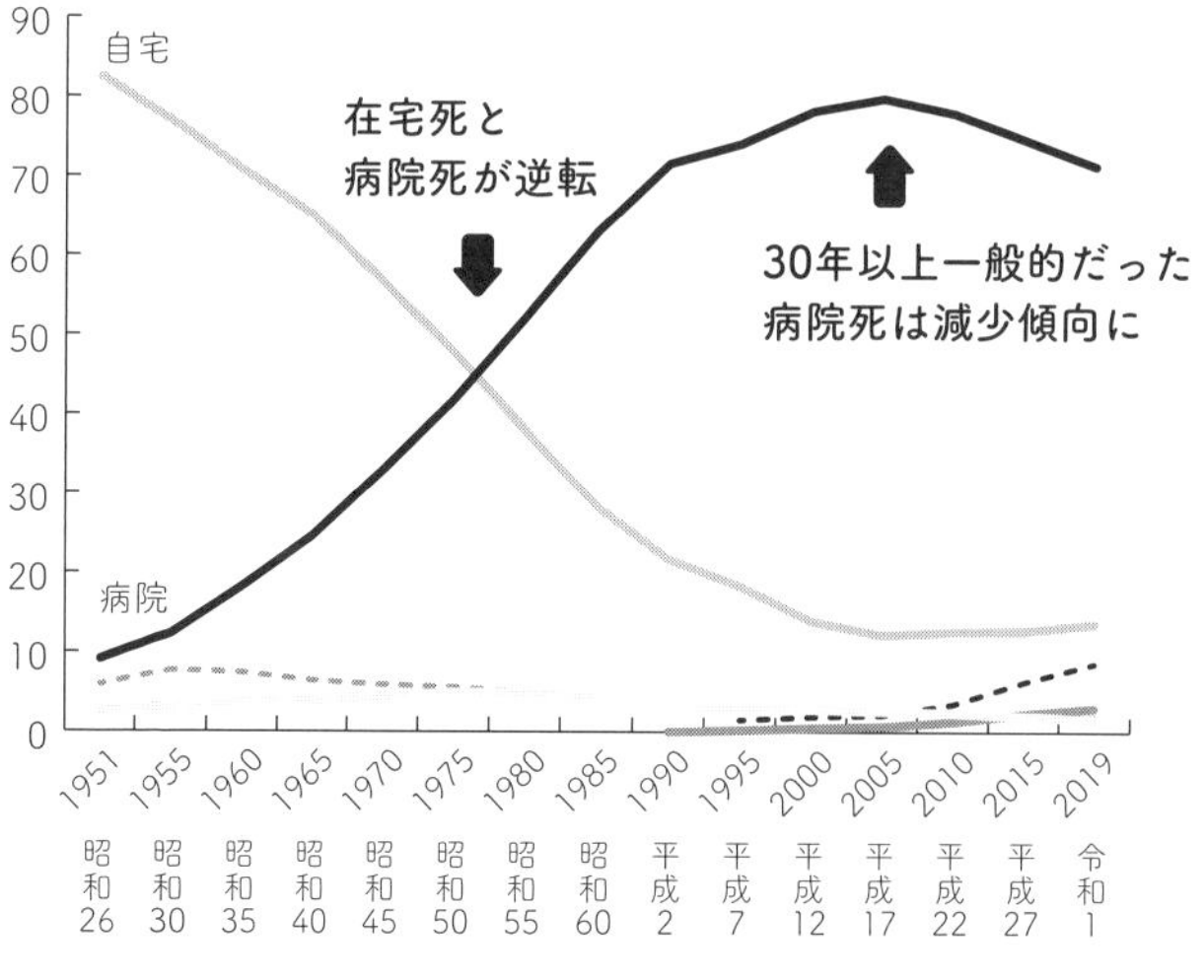

参考：厚生労働省「人口動態統計年報」を基に作成

ケアマネ
343人に
聞きました

在宅死の理想と現実 最期を迎える場所は大半が「自宅以外」

Q あなたが担当した利用者のうち、
実際に在宅死を希望した人は？

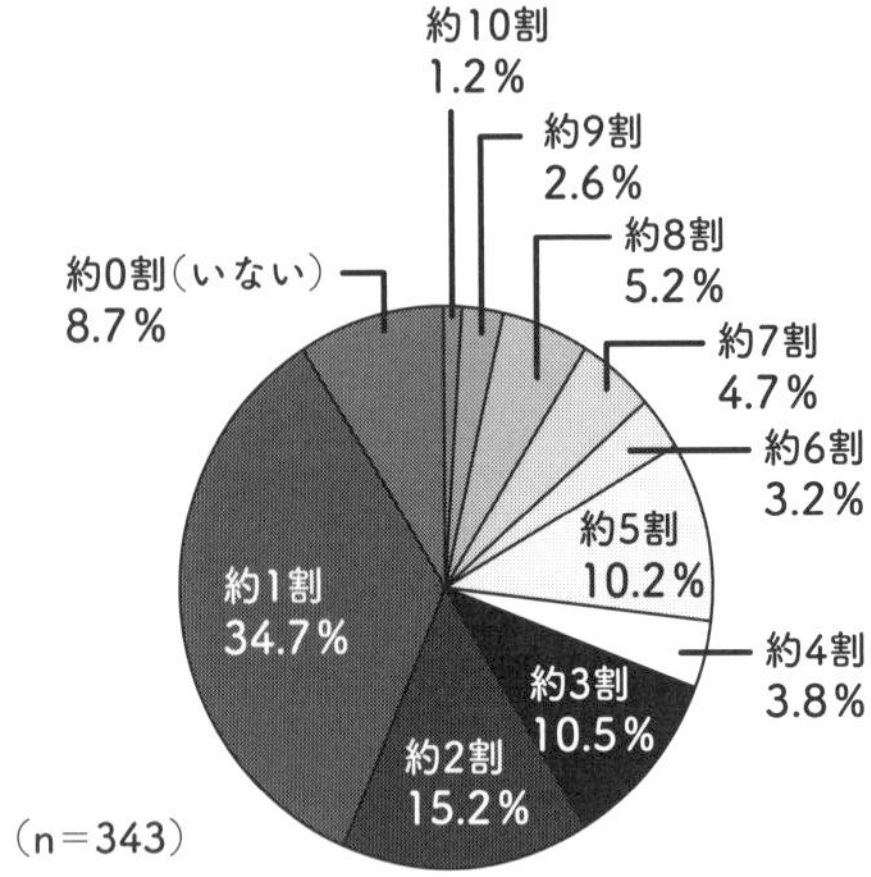

最期を迎える場所は「自宅以外」が大半

7割の方が自宅で死にたいという理想とはうらはらに(P.31参照)、本当に希望を実現できた人は少ないようです。その背景としては、「人生の最期は病院で迎えるもの」「家族に迷惑をかけたくない」といった固定概念があるのかもしれません。在宅死の希望が叶う・叶わないの違いに関しても、多くのケアマネは「本人の思い」「家族の協力・理解」と答えました。これに加えて、地域の医療・介護資源も求められます。終末期を迎える場所は在宅だけではありませんが、多様な選択肢のひとつとして、「希望したい」「選んでも構わない」となるよう、さらなる環境の整備や周知を進める必要がありそうです。

Q

在宅死の希望が叶う人・叶わない人の違いは何でしょうか？

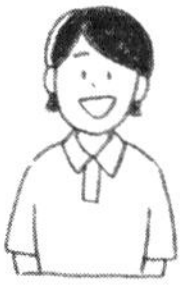

ぎりぎりまで在宅で過ごし、緊急搬送されそのまま亡くなったケースが多い。家族の精神的な負担が大きく、第三者からの横やりもあり話し合いも難しい。相談窓口の一本化や、地元では充実していないが訪問診療など利用しやすい環境になれば、在宅死の希望も叶えやすいのではないかと思います。　（匿名希望）

本人と家族の関係性が一番だと思う。最期まで面倒を見てあげたいと思えるかどうか。よい関係を築けている場合は、本人が望んだ場合どうにかして叶えてあげたいと他の家族も協力してくれることが多い。　（猫のポチ）

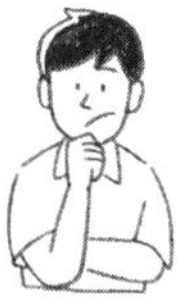

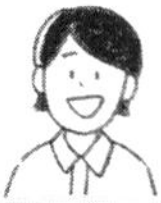

在宅医療の早い段階での介入ができていると在宅死が叶いやすいように思う。　（匿名希望）

痛みを伴う病で、痛みのコントロールができない場合は、在宅は難しい。　（匿名希望）

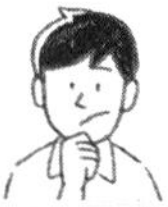

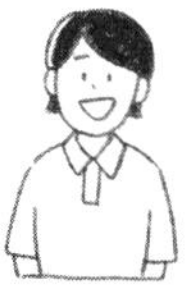

在宅で死を迎えるには、家族の支援が一番重要。しかしながら、独居の人も在宅死を希望される場合があるが、それには在宅介護サービスのかかわりが特に必要とされ、情報を共有しながらその人の望む最終的な場面を迎えることも可能であろう。また、死を迎えるにあたっての精神的な面での支援も必要不可欠なものと考える。　（miki）

本人の希望と家族の意見の一致。そしてそれが叶う主治医や訪看、介護サービス、家族などの支援のチームが作れることが必至です。また経済的な面も要因のひとつです。　（匿名希望）

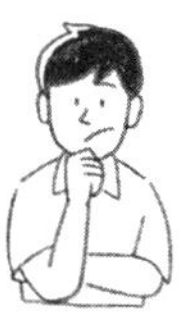

がんで亡くなる人の最期はどうなる？
急激に体の機能が低下する

がんの患者さんは、病気が進行したときでも、歩行、身の回りのことが自分でできることが多く、亡くなる1～2ヶ月前に、急激に体の機能が低下するのが特徴です。だるさなどの症状はあっても自分で身の回りのことができていた人が、数日で立ち上がれなくなったり、階段の昇り降りができなくなったり、入浴のときに足が上がらず湯船に入れなくなったりするので、急激な変化に本人も家族も戸惑います。

一般的には、亡くなる6週間くらい前には、階段の昇り降り、入浴、ひとりでベッドから椅子、椅子からベッドへの移動が難しくなったり歩行がおぼつかなくなったりします。その後2～4週間前には、自分で着替えたり、自分で顔や体を洗ったりするのが難しくなる人が多く、亡くなる数日前から2週間くらいの間に、誰かに支えられないと立ち上がったり座ったりするのが難しくなり、自分でトイレへ行けなくなります。体の機能が低下していくのと並行して、話すことが大変となり理解力や記憶力、問題解決能力も低下してい

がんは自立度が保たれた後、短期間に悪化

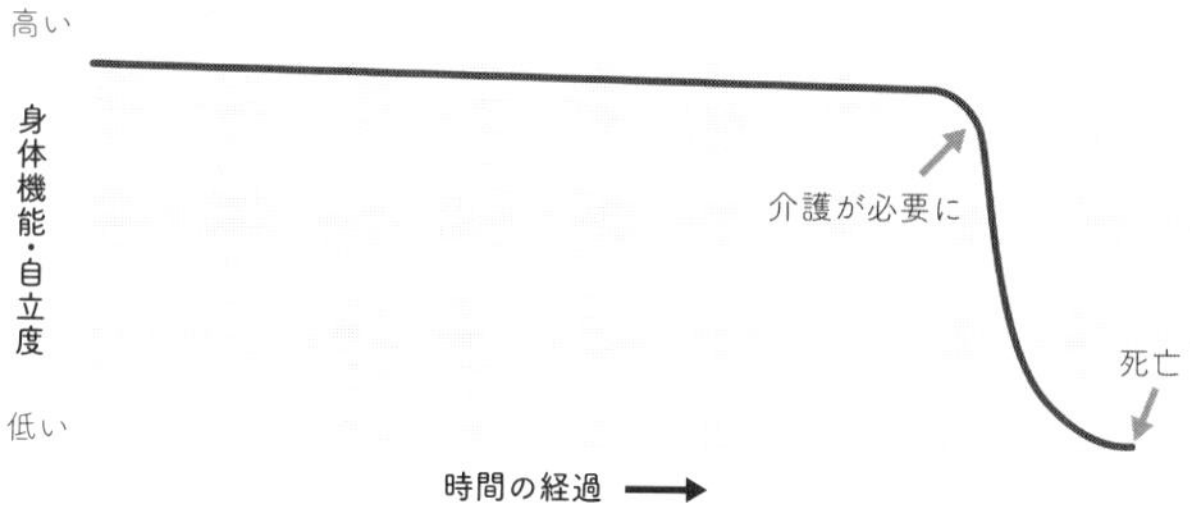

出典：BMJ. 2005 Apr 30; 330(7498): 1007–1011.

終末期がん ADL の推移

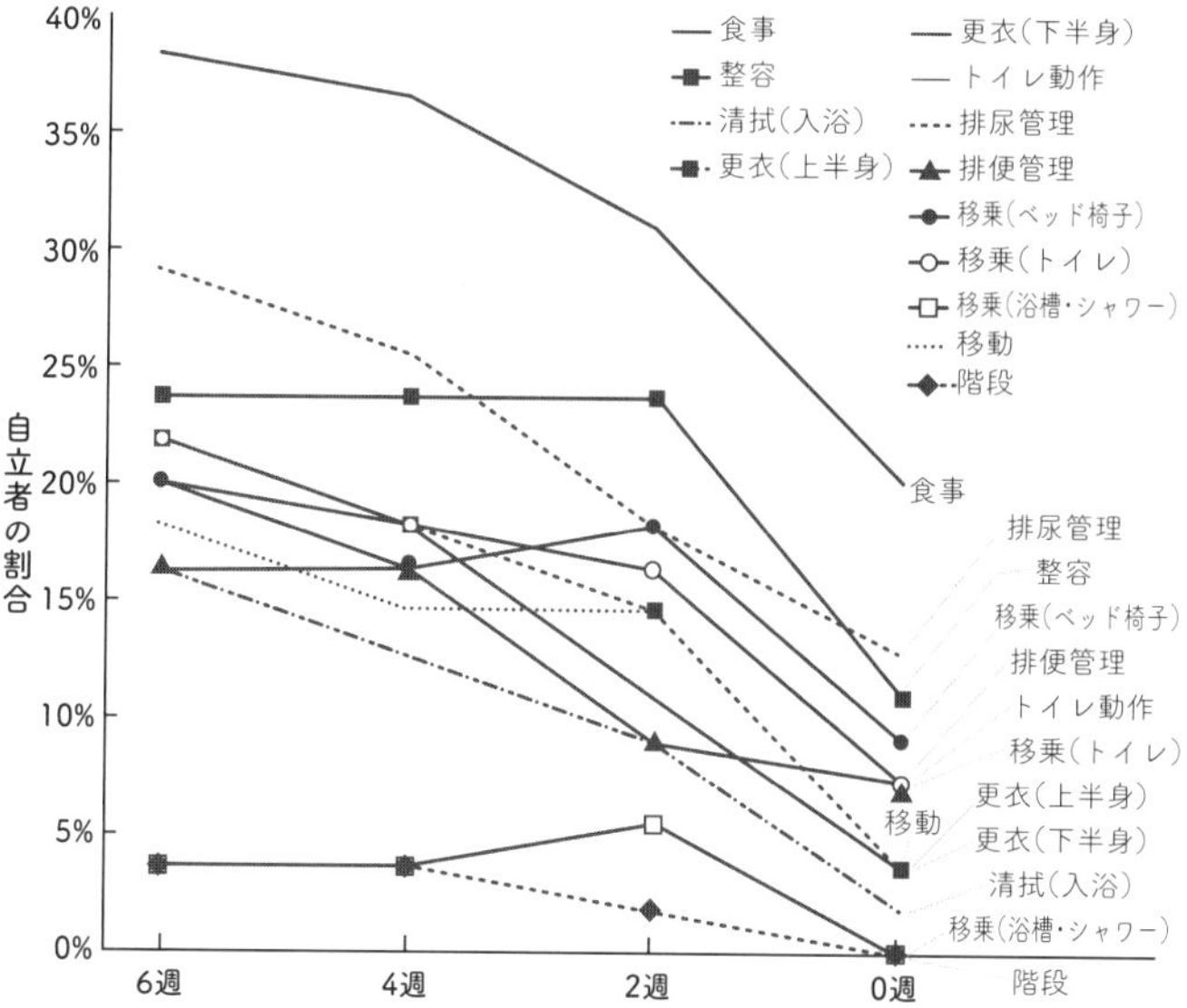

出典：「終末期がん患者の死亡前6 週間の日常生活動作の経時的変化」
(Palliat Care Res 2020; 15(3)167-74)

きます。

がんがさまざまな臓器や骨などに転移するなどして進行すると、痛みやだるさ、息苦しさといった症状が出たりすることがあります。痛みは、亡くなる直前にはそれほど強くならず、痛み止めなどで対処できます。

在宅療養を望むなら早めに準備を

がんの患者さんは、人生の最終段階が近づいている場合でも、ぎりぎりまである程度体の機能が保たれ、歩行や身の回りのことが自分でできることが多いためか、本人も家族もその事実を受け入れられないことが多いのが実情です。がんの種類によっては、完治が難しい段階になってもたくさんの治療薬があり、かなり体力が落ちるまで治療が続けられるので、医療者側も患者さんのほうも積極的な治療から終末期の準備への気持ちの切り替えをしにくい傾向があります。

しかし、病気や治療のためにいったん体の機能が低下し始めたときには、自分の意思をはっきり伝えられなくなることもあり得ます。中には、抗がん剤治療中に急激に体の機能が落ちて、介護が必要な状態になる患者さんもいます。そのため、本当はこうしたかった

がんで亡くなった人の経過の例

◇大腸がんのXさんのケース

2018年7月下旬	55歳のときステージ4の大腸がんと診断される。
8月上旬	抗がん剤治療開始。腹部の痛みが強く緩和ケア外来を利用。
2020年8月初旬	最後の抗がん剤治療が効かなくなる。
	在宅緩和ケア開始。
10月初旬	ベッドにいる時間が長くなり、食事の量が減る。
	階段の昇り降りと浴槽に自分で入るのが難しくなった。
10月中旬	食事の量が減り好きなものだけ口にするように。歩くのはゆっくりだがトイレへは行ける状態。
10月25日	トイレまで歩くのもつらそうなので、ポータブルトイレを利用。
10月27日	食事量は減ったが、好きなものは食べられる状態。
10月28日	呼びかけると目を開けることもあるが話せなくなった。尿はあまり出ていない様子。
10月30日	下顎呼吸になり、眠るように亡くなる。

（これは一例であり、実際の経過は、患者さんによってかなり異なります。）

という思いが叶わずに最期を迎えられる患者さんも少なくありません。

がんは、死期が迫っているかどうか、他の病気に比べると予測がしやすい病気です。人生の最終段階に「自宅で過ごしたい」と考えているのなら、医療者や家族に、自分の希望を伝え、具体的にどのような準備を進めたらよいのか話し合ったり相談したりしておくことが重要です。患者さんが希望すればいつでも、今後の療養場所の相談ができますが、できれば、最初の抗がん剤治療の効果がなくなって治療法が変わるとき、遅くとも最後の薬物療法に入る前には、今後の見通しと、積極的な治療ができなくなったときにどうしたいのかを考え、自分の意思を主治医や家族に伝えておくようにするとよいでしょう。

（監修　国立がん研究センター東病院緩和医療科長　松本禎久医師）

心不全、呼吸不全など臓器不全の典型的な経過はどうなる？

心不全は、心筋梗塞や心臓弁膜症など病気や高血圧が引き金となって、心臓のポンプ機能がうまく働かなくなり、血液循環が滞《とどこお》った状態です。末期心不全になると、呼吸困難、胸痛、倦怠感、不安などの症状が出て、「生きていても意味がない」「死ぬのが怖い」などスピリチュアルペイン（82ページ参照）に苦しむ人もいます。呼吸不全は、肺や心臓の機能低下によって、臓器に十分な酸素を送れなくなった状態、腎不全は腎臓の働きが正常時の30％以下に低下した状態を指します。高齢者の多くは慢性心不全であり、複数の臓器機能の低下を併発していることが少なくありません。

心不全、呼吸不全、腎不全など臓器不全の場合は、急に病状が悪化して入院し、病院での治療によって回復するということを繰り返しながら、徐々に、体の機能が低下していきます。亡くなる直前になると、急激に体の機能が低下し身の回りのことが自分でできなくなり、寝たきりのような状態になるのが特徴です。

臓器不全は症状の悪化と回復を繰り返す

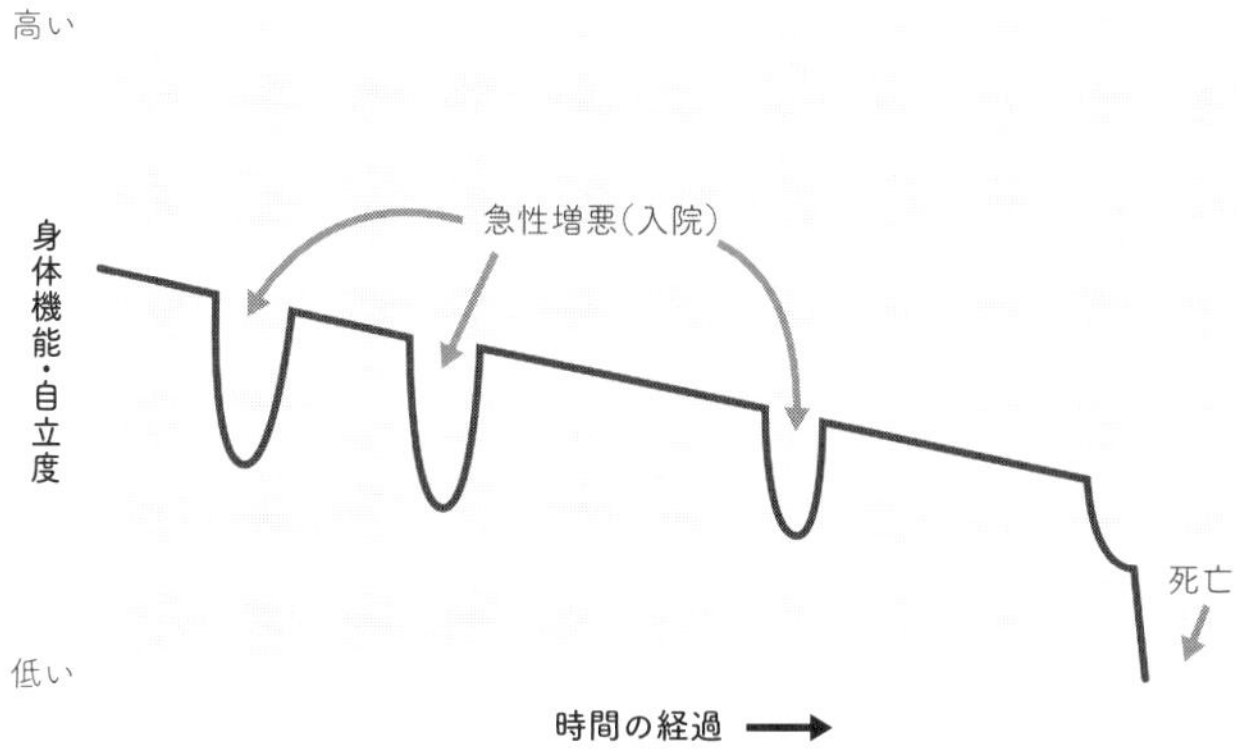

出典：BMJ. 2005 Apr 30; 330(7498): 1007–1011.

がんの場合は、終末期になると病気を治すための治療は差し控える場合も多いのですが、心不全、呼吸不全などの臓器不全では、息苦しさや胸痛などの症状をとるために、もともとの病気の治療をより強化することで症状が和らぐことも経験します。

いつが最期になるか予測が難しい傾向も

心不全など臓器不全では、急激に状態が悪化しても、病院での集中治療によって回復することが少なくありません。そのため、最期は家で過ごしたいと考えていても、どの時点で入院をやめるのか判断が難しく、回復を見込んで入院した病院で息を引き取ることもあります。また、人工呼吸器の装着、補助人工心臓の使用、血液透析などが効果を発揮することがあるので、そういった治療をするかどうか、延命治療をどこで中止するか難しい判断を迫られます。

病状が急激に悪化したときには、意識がもうろうとして、会話をしたり本人の意思を確認したりすることが難しくなることがあります。高齢者は認知症を併発していることも多く、なおさら、最終的にはどこで過ごしたいのか延命治療を希望しているのかなど本人の意思を確認するのが困難になります。臓器不全につながりそうな病気がある場合には、あまり病状が悪化しないうちに、人生の最終段階になったときにどこで過ごしたいのか、患者さん自身の意思を繰り返し確認し、家族で話し合っておくことが大切です。

患者さんや家族は、入院したらまたよくなるのではないかと期待することも多いのですが、誰でもいつかは死を迎えます。現在の病状がどうなのか、今後、どのような経過が予測されるのか、かかっている病院の医師などに確認することも大事になります。

（飯塚病院連携医療・緩和ケア科部長　柏木秀行医師）

心不全で亡くなった人の経過の例

◇**慢性心不全だったＹさんのケース**

2018年5月初旬	78歳のとき心筋梗塞発症。入院治療を受ける。
5月中旬	退院、リハビリに励み、日常生活は問題のない状態に。
2019年8月中旬	動作時以外にも息苦しさを感じるようになって入院。慢性心不全と診断。
9月初旬	退院。遠出はできなくなったが近所を散歩しリハビリを続ける。
2020年1月下旬	インフルエンザになって心不全が悪化し入院。
3月中旬	退院したが体力が低下。リハビリのデイサービスに週３回通う。
8月中旬	心不全が悪化し入院。
9月初旬	退院したが歩くと息苦しいのであまり外出しなくなる。
10月中旬	肺炎を起こして入院。心不全に加えて腎不全と診断。
11月18日	退院準備をしていた矢先に、多臓器不全で、病院にて永眠。

（これは一例であり、実際の経過は、患者さんによってかなり異なります。）

脳血管疾患、認知症、老衰などの経過と最期はどうなる？

脳血管疾患、認知症、老衰などの場合には、もともと体や認知機能が低い状態から、徐々に機能が低下していきます。筋力が減少して歩く速度が低下し、食事の量が減って栄養状態も悪くなり、外出や人に会う機会が減って家にこもりがちになり、さらに体の機能が低下する「フレイル」という状態になります。

このグループは、家の中でつまずいて転倒し、足の付け根の大腿骨を骨折したり、食べ物を飲み込む機能の低下による誤嚥性肺炎を起こしたりしたことをきっかけに、病状が悪化し、家事や身の回りのことができなくなるケースが少なくありません。

最終的には、徐々に体重が減少して食事がとれなくなって衰弱し、眠っている時間が長くなっていきます。このグループは、体や心の痛みを訴えることは少なく、最期は眠ったまま穏やかに息を引き取ります。肺炎などで入退院することはあっても、ゆっくり衰弱していくので、周囲の家族も、死を受け入れやすい傾向があります。

老衰や認知症はゆっくり進行

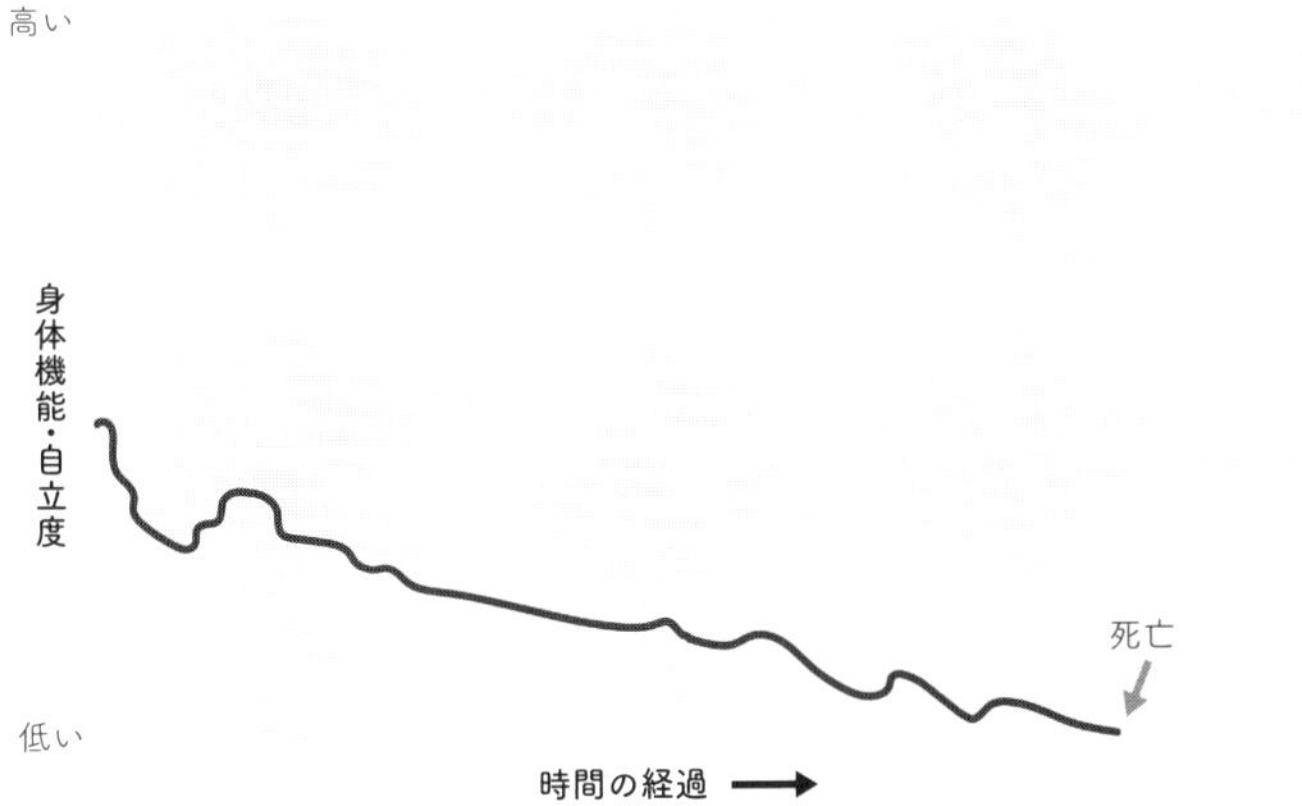

出典：BMJ. 2005 Apr 30; 330(7498): 1007–1011.

脳血管疾患で亡くなった人の経過の例

◇脳梗塞だったZさんのケース

2015年9月下旬	80歳のときに脳梗塞発症。左半身に麻痺が残った。
2016年1月下旬	回復期リハビリ病院から退院。左麻痺は残ったが杖を使って歩行はできる状態。
2019年9月下旬	転倒し大腿骨骨折で入院。脳血管性認知症と診断される。
11月中旬	回復期リハビリ病院から退院。リハビリのデイサービスに週3回通う。 介護を受けながら自宅で生活。
2021年1月中旬	誤嚥性肺炎を起こして入院。
2月中旬	退院したが体力低下。介助すれば食事はできる状態。自分でトイレへ行けなくなりおむつを使用。
3月下旬	徐々に食べられなくなる。眠っている時間が長くなった。
4月10日	眠るように亡くなる。

（これは一例であり、実際の経過は、患者さんによってかなり異なります。）

認知症でも最期まで在宅で過ごせる

脳血管疾患や認知症でも、安定した状態を維持したまま自宅で暮らし続けられる人が多いものの、介護が必要な状態が数年から10年以上続く場合もあります。最期まで自宅で過ごすためには、訪問看護、訪問介護、デイサービス、ショートステイなど、介護保険サービスを活用して、本人が自宅で暮らしやすくするとともに、家族が介護している場合にはその負担を減らすことが大切になります。

もしかしたら、「認知症になったら在宅療養や在宅死は無理ではないか」と考えている人もいるのではないでしょうか。しかし、訪問診療や訪問看護、介護保険サービスなどを活用することで、ひとり暮らしや老老介護の認知症の人でも、自宅で暮らし続けられます。

病院で「重度の認知症で食事もとれない状態」と診断された患者さんが、自宅へ帰って病院で処方されていた向精神薬などを止めたら、自分で身の回りのことができるようになり、徐々に食事もとれるようになって自立した生活ができるようになることも少なくありません。

難しい判断を迫られることも

脳血管疾患や認知症などの患者さんは、食事がとれなくなったときに胃に直接栄養分を入れる「胃ろう」の造設や、鼻から水分や栄養を補給する経鼻栄養、点滴投与などを勧められることがあり、そういった治療を受けるのかどうか、家族が難しい判断を迫られることがあります。ある程度元気なうちから、そういう状態になったらどうしたいのか、どこまでの延命治療を望むのか、家族などに繰り返し伝えておくことが重要です。

生きている間にどういうケアをしていくか、何を優先するか、本人と家族が納得いく形で決めていくことが後悔の少ない看取りにつながります。

（医療法人社団悠翔会理事長・診療部長　佐々木淳医師）

突然死する場合はどうなる？

　ここで示したがんや心不全などの臓器不全、脳血管疾患・認知症の「よくある経過」は、本当に典型的な例であって、その期間の長さや経過は人によってさまざまです。どのグループでも、ある程度体の機能が保たれ、自分で身の回りのことができる状態でも、突然容態が変化して、亡くなるケースがあるのが実情です。「浴室などで突然倒れた」「就寝前はいつもと変わらない様子だったのに、翌日起きてこないので家族が様子を見に行ったら亡くなっていた」というケースも少なくありません。

　複数の病気を持っていれば、それだけ突然亡くなるリスクも高まります。

　突然亡くなった場合には、それがその方の寿命だったということになります。日頃から感謝の気持ちは伝えておく、あるいは、何か家族間や仕事関係、友人関係のトラブルがあるのなら、関係性を修復するのを先延ばしにしないといったことを心がけていれば、突然亡くなったときにも、本人や身内の後悔は少ないのではないでしょうか。


（佐々木淳医師）

複数の病気があると突然死のリスクも高くなる

がんの患者の例

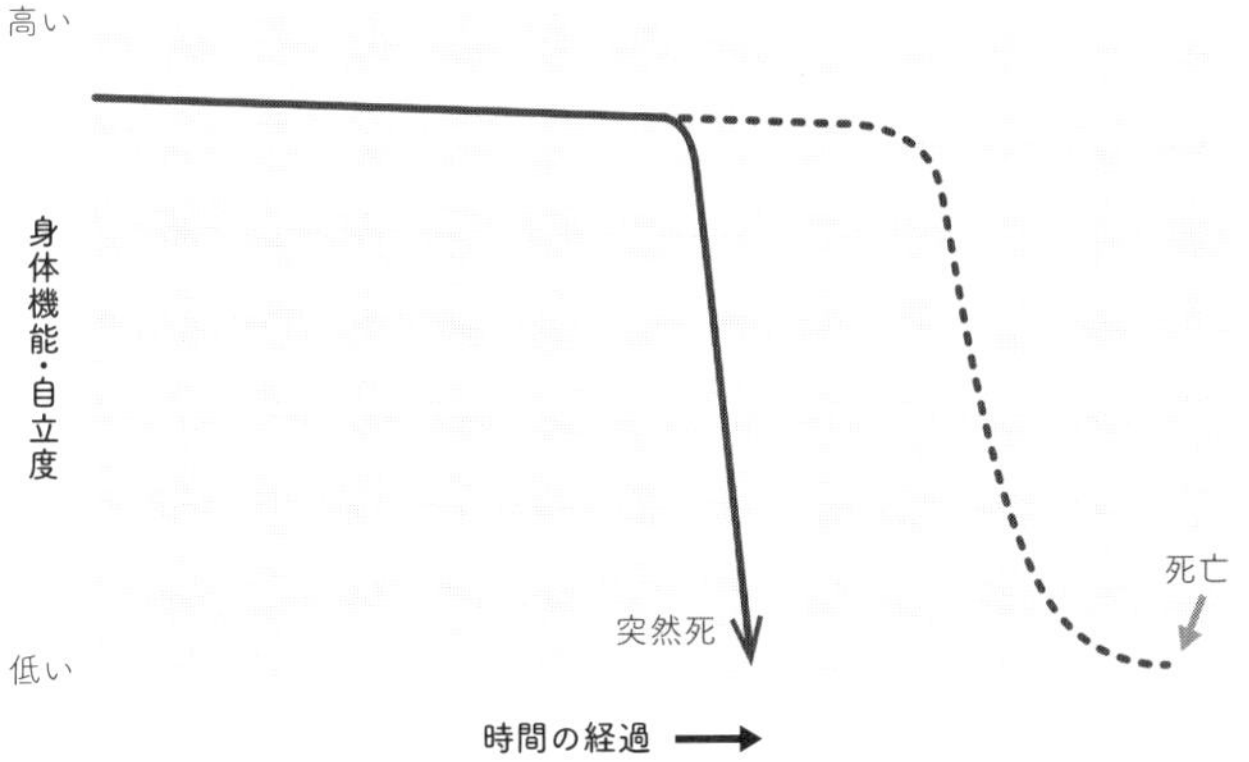

臓器不全の患者の例

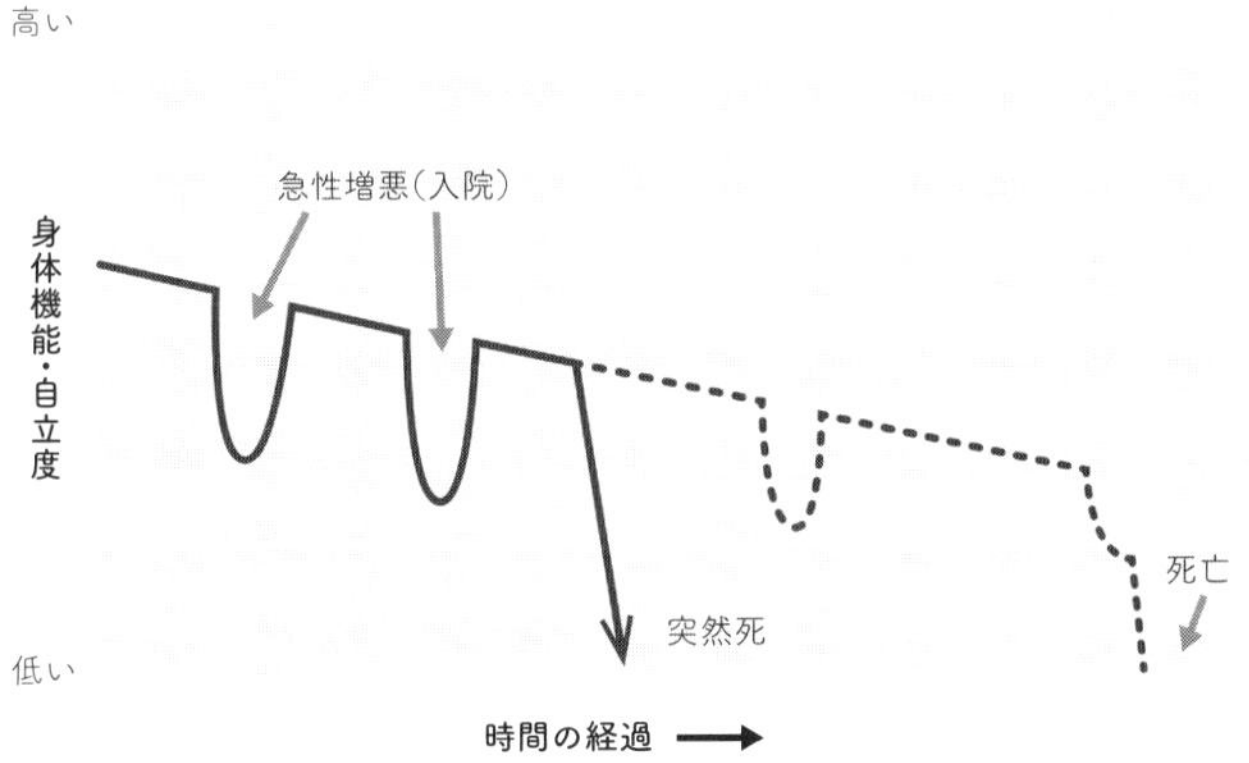

ほとんどの高齢者は「がんと認知症」「心不全と腎不全とがん」など、複数の病気を併発しているので、典型的なケースよりも早い段階で生活の自立度が低下して、介護が必要になることが多い傾向があります。（佐々木淳医師）

出典：BMJ. 2005 Apr 30; 330(7498): 1007–1011.

ひとり暮らしでも在宅死を選ぶことができますか？

ひとり暮らしでも在宅死を選ぶことは、もちろん可能です。実際に、ひとり暮らしの在宅看取りは年々増加していますし、今後も増えていくとみられます。

ひとくちにひとり暮らしといっても、いくつかのパターンがあります。ひとつ目は、娘や息子、きょうだいなどの身内がまったくいないパターンです。2つ目は、身内はいるけれども、いっさい助けが得られないパターン、3つ目は、娘や息子、きょうだいなどが近隣、あるいは遠方に住んでいて、本人が身の回りのことができなくなったときに一時的に同居するなどの助けが得られるケースです。3つ目のパターンは、最終的には家族と同居している人と一緒で、ひとり暮らしとはいえないかもしれません。

意外かもしれませんが、本人が在宅死を望んだ場合に実現しやすいのは、最初の身内のいないひとり暮らしの人、あるいは身内がいても関与を拒んでいるケースです。訪問診療、訪問看護、介護保険サービスなどを組み立て、場合によっては近所の人や友人などにも協力してもらい、本人の希望を叶えるにはどうしたらよいのか考え、それを実行に移せばいいからです。身内のいないひとり暮らしの人なら、家族が介護に疲れて施設に入れようとしたり、急変したときに家族が慌てて救急車を呼んでしまうということも起こりません。

独居でも在宅死を実現できる条件とは?

ひとつは、本人と身内が現在の病状をきちんと認識していて、在宅看取りを希望していることです。もうひとつは、本人や身内が、息を引き取る瞬間にひとりであることを受け入れられることです。たとえ家族が同居していても、そばに誰もついていないときや就寝中に息を引き取るというのはよくあることです。在宅医療、ヘルパーによる訪問介護などを受けている方が、誰もいないときに息を引き取っても、それは孤独死ではありません。意識レベルが落ちてしばらく経ってから亡くなるので、孤独を感じることもないでしょう。

娘や息子、きょうだい、遠い親戚も含めて、「ひとり暮らしなのに最期まで家で過ごすなんてとんでもない」「孤独死するなんてかわいそう」などと言い出しそうな身内がいるのなら、現在の病状や在宅看取りがどういうものなのか、在宅医などに説明してもらっておくようにすると、認識が共有できます。

(佐々木淳医師)

同居の家族になるべく迷惑をかけずに在宅死を選ぶことができますか？

A

最終的な療養場所について相談を受ける中で、「本当は住み慣れた家で最期まで過ごしたいけれども、家族に迷惑をかけたくない」というのは、多くの方が口にする言葉のひとつです。

しかし、訪問診療や訪問看護はもちろん、介護保険サービスによる訪問介護、デイサービス、ショートステイなどを利用すれば、家族の介護負担をかなり減らしたうえで、在宅看取りを実現できます。自分で身の回りのことができなくなった段階で高齢者施設に入居したり、がんの方なら緩和ケア病棟を予約したりしておくことも可能です。

ただし、あなたの家族は、本当に、「親や配偶者の世話なんてまったくしたくない」「迷惑をかけられたくない」と考えているのでしょうか。ある程度、介護に参加し、納得のできる見送り方ができたことが、死別の悲しみを癒すことにつながる可能性もあります。

家族が介護にかかわれたことで達成感が得られる場合も

実際に、自宅で最期まで命をまっとうし、息を引き取る姿を見せることは、配偶者、お子さん、お孫さんにとって、何ものにも代えがたい経験になります。一緒に住んでいれば、例えば、患者さんがひとりでトイレに行けなくなったときに付き添ったり、下痢などの処理をしたりすることもあり、確かに、在宅療養は美談だけでは済みません。それでも、普通に息をして、食べて飲んだりできることのありがたさや命の大切さについて、家族に身をもって教えることになるのです。

ご本人が亡くなった後、ご家族の悲しみを軽減するグリーフケア（182ページ）訪問もしていますが、ある程度、直接介護にかかわられたご家族は、十分介護をやり遂げ、自宅で最期まで過ごしたいというご本人の願いを叶えてあげられた達成感、充実感があり、後悔が少ない傾向があります。

在宅療養の現場では、訪問看護師やケアマネジャーが、ご家族の介護負担の軽減も考えながらケアをしたり介護計画を立てたりします。どこまで家族にかかわってもらうかは、相談しながら進めるとよいでしょう。

（訪問看護ステーションみけ所長　椎名美恵子看護師）

病院の主治医に「最期は在宅にしたい」と伝えても大丈夫ですか？

もちろん、自分の気持ちを正直に主治医に伝えて構いません。今は主治医がひとりですべての決定をし、意に沿わないことは行わないという時代ではありません。患者さん自身が在宅へ帰りたいという希望があり、家族が受け入れられるならば、主治医はなんとかしてその希望を叶えようとするでしょう。ただし残された時間があまり多くない場合、ゼロから準備するとしたらためらうかもしれません。在宅医療に必要な介護保険の申請や在宅医を探すだけで1～2週間があっという間に過ぎてしまうからです。

在宅に帰りたい希望があるのならば早めに主治医へ伝えましょう。主治医に言いにくいときは看護師でも大丈夫。今はチームで医療を行うことが主流ですから、主治医が不安を抱いても、看護師や薬剤師、ＭＳＷ、緩和ケアチームなどのサポートによって、在宅に帰ることができたケースはいくらでもあります。さまざまな職種の中から、自分の味方になってくれる医療者を見つけておいて希望を伝えておけば安心でしょう。

（西智弘医師）

在宅治療に大変興味がありますが、病院と比べてクオリティが心配です

どのような治療を指しているかにもよるのですが、基本的に病院ではできるけれども家ではできない治療というものはほとんどありません。今は在宅医療を専門に行っている薬局なども出てきているので、本来であれば病院で行うような薬の調製を薬局で行い、在宅に配達することも可能です。よほど特殊な機械を使わなければ生命維持ができないというケースを除き、在宅だからできないことはほとんどないでしょう。在宅に帰れるかどうかを決めるのは、治療よりむしろ「家族が受け入れられるかどうか」がポイントです。

例えば在宅でも点滴はできますが、体に点滴がつながった状態で患者さんが帰ってくることに対して、家族が尻込みしてしまうケースはよくあります。そのようなときに私たち緩和ケアチームは、患者さんにとって本当に必要な医療は何かを考えます。なぜなら病院内ではどうしても濃厚な治療を行いがちですが、終末期のＱＯＬを考えるうえで、どこまでの治療が必要かは患者さんの価値観によって大きく異なるからです。

（西智弘医師）

在宅死を選べない病気はありますか？

在宅看取りが実現できない病気はありません。どんな病気でも、住み慣れた自宅で最期を迎えることが可能です。認知症の患者さんの場合は、在宅療養が難しいと思われがちですが、むしろ、自宅のほうが安定した状態で落ち着いて過ごせることも少なくありません。

ただ、病気の状態と介護体制によっては、自宅ではなく、病院にいたほうがご本人の苦痛が軽減できるのではないかと考えられるケースもあります。例えば、心不全や呼吸不全で息苦しさが強くなったときに、坐薬を入れたり、点滴薬の投与を追加したりと、細やかな調節が必要になる場合です。本人が弱ってきて自分で調節ができなくなったときに、昼間も含めて同居の家族がそばにいるのなら問題ないのですが、ひとり暮らし、あるいは、同居の家族は働きに出ていて昼間にひとりになる時間が長いのであれば、苦痛に耐えなければいけない時間ができてしまう恐れがあるからです。

また、心不全、呼吸不全、腎不全、肝不全などの臓器不全では、ご本人が最期は自宅で過ごしたいと希望していたとしても、回復を期待して入院した病院で、治療が奏効せずに病状が悪化し、息を引き取るということもあり得ます。

実際には、どういう病気の人が在宅死を実現できていますか？

最も在宅看取りを実現しやすいのは、がんの患者さんです。がんの場合は他の病気に比べて、死期が迫っていることが予測しやすく、ご本人や家族がその事実を受け入れ、在宅看取りを希望すれば、実現しやすい環境が整っているからです。特に65歳未満のがんの患者さんは、亡くなる1～2ヶ月前まではある程度自立度が保たれ、介護が必要になる期間が短いことも影響しています。短期決戦なので、家族もご本人の希望を実現しやすい面があります。

その次に在宅死を実現しやすいのは、老衰です。徐々に衰弱して食べられなくなっていき、眠っている時間が長くなっていくので、ひとり暮らしでも同居の家族がいる場合でも介護負担が少ない状態で生き切り、静かに最期が迎えられるからです。

在宅看取りが実現できない病気はないので、自宅で最期まで過ごしたいと考えているのなら、経験豊富な在宅医に相談してみてほしいと思います。

（佐々木淳医師）

在宅療養、在宅死を決めたら誰に相談するとよいですか？

入院している場合には、その病院の退院支援室、地域連携室などで相談してみるとよいでしょう。ただ、病院では、相談員、医師や看護師などの医療従事者が在宅医療に詳しくないと、「こんな状態では家へ帰るのは無理です」「緩和ケア病棟がありますからそこに入院したらどうですか」などと言われてしまうことがあります。

そういったときには、家族などが最寄りの地域包括支援センター、在宅で多くの患者さんを看取っている在宅療養支援診療所・病院、訪問看護ステーションなどに相談しましょう。訪問診療や訪問看護を受ける体制を整えられれば、前述のようにどんな病気でも在宅看取りが可能ですし、入院していてもほとんどの場合自宅へ帰ることが可能です。今自宅や高齢者施設で暮らしている人が、最期は自宅で過ごしたいと考えたときにも、地域包括支援センターや在宅療養支援診療所・病院などに相談すれば、在宅療養の体制が整えられます。

地域包括支援センターとは

市区町村が、介護・医療・保健・福祉などの側面から高齢者や地域住民を支えるために設置している総合相談窓口です。市区町村の委託を受けて、社会福祉法人や、医療法人、民間企業などが運営している場合もあります。地域包括支援センターがどこにあるかは、市区町村の高齢者窓口に問い合わせてみましょう。

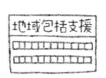

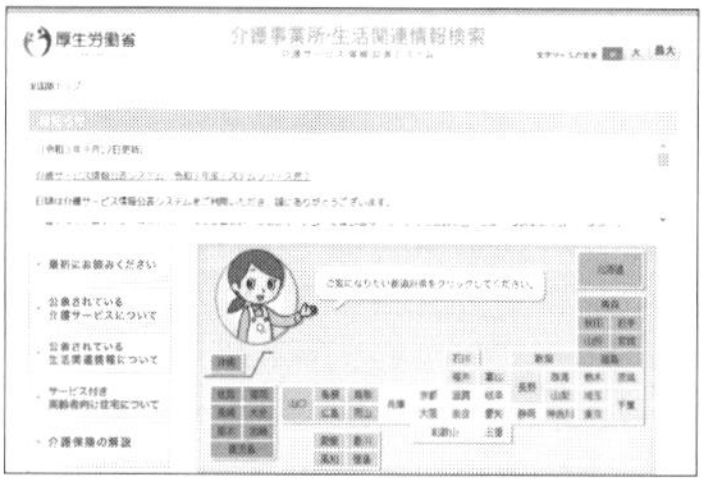

各都道府県の地域包括支援センター連絡先は、厚労省の介護サービス情報公表システム（https://www.kaigokensaku.mhlw.go.jp/）で検索することができる。

入院後に転院を勧められた場合でも、「最期まで自宅で過ごしたい」と決めているのなら、とにかく、「家へ帰りたい」と伝えましょう。

高齢者は、ある程度元気なうちから、地域包括支援センターで介護予防や在宅医療の情報を得ておくなど、地域で相談できるところを持っておくと安心です。また、がんが治らない状態になったときに、最期は自宅で過ごしたいと考えているのなら、がんの患者さんの在宅医療に力を入れている医療機関や訪問看護ステーションがどこにあるのか確認しておくとよいでしょう。

（佐々木淳医師）

在宅医療でよい医師を見分ける方法は？

在宅療養支援診療所・病院では、通常の外来診療をしているところもありますし、緩和ケア外来、相談外来などを開設しているところもあります。在宅療養支援診療所・病院は、24時間365日連絡がとれる体制で訪問診療を行っている医療機関です。外来診療も行っているところと、在宅医療が専門の在宅療養支援診療所・病院があります。

近くに在宅療養支援診療所・病院が複数ある場合には、外来を受診したり相談に行ってみて、話をきちんと聞いてくれて、話しやすい在宅医のいる在宅療養支援診療所・病院を選ぶとよいのではないでしょうか。人間同士なので相性のようなものもあると思います。

また、がんや心不全などでさまざまな痛みやつらさを軽減する緩和ケアが必要な場合には、医療用麻薬の使用経験が豊富であることも重要です。医療用麻薬をほとんど使ったことのない在宅医には、依頼しないほうが無難です。

年間在宅看取り件数も確認を

最期まで家で過ごしたいと考えているのなら、年間の在宅看取り件数も確認しましょう。在宅療養支援診療所・病院の中には、ほとんど看取りは行わず、最終的には病院などへ入院させてしまうところもあるので、看取りの経験がどのくらいあるのかは重要なポイントです。

本人ができるだけ長く住み慣れた家で過ごしたいと希望していても、本当に、最期まで家で過ごせるのか、不安に思うのは当然のことです。在宅看取りの経験が豊富な在宅医であれば、今後の見通しやこれから先どういうことが起こるのか、何か起こったときにはどう対処したらよいかも、わかりやすく説明してくれます。

なお、在宅療養支援診療所になっていなくても、長年診てきたかかりつけの患者さんに限定して訪問診療を行っている医療機関もあります。かかりつけ医に相談して訪問診療をしてくれそうなら、その医師に依頼してみてもよいでしょう。医師ひとりで24時間365日休みなく対応することはできません。他の在宅療養支援診療所との連携体制などについても確認してみましょう。

（佐々木淳医師）

ケアマネ
343人に
聞きました

在宅看取りを任せられる医師を見つけるには？

Q あなたの地域には在宅死の希望を汲んで対応する医師（在宅医）はいますか？

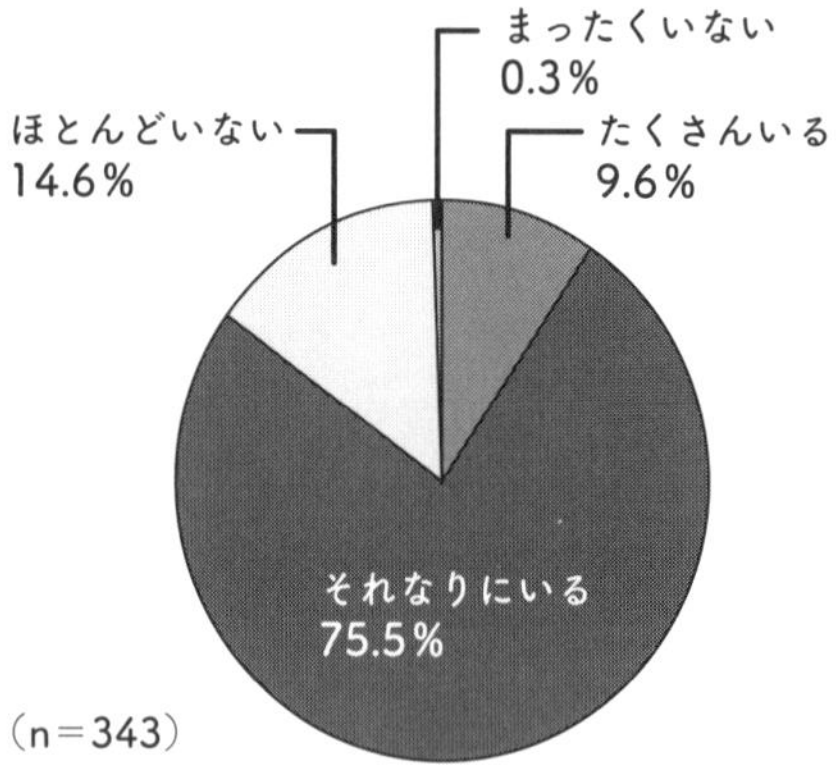

訪問診療の経験豊富な医師は在宅死にも前向き

「ほとんどいない（14.6%）」「まったくいない（0.3%）」という回答がある一方で、ポジティブな回答が8割を超える結果になりました。在宅死を希望する方が少ない（P.32参照）という現状に対して、希望に応えられる医療者は豊富にいるという、ギャップも見られます。「よい医師の見分け方」については、「患者や家族の話をよく聞いてくれる」「訪問診療に慣れている」「在宅医療に熱心で理解がある」という回答が多く寄せられました。これらを踏まえると、全国各地で在宅看取りの環境整備は着実に進んでいるようです。

Q

在宅死の希望に応える医師を見つけるポイント、避けたほうがいい医師の特徴は？

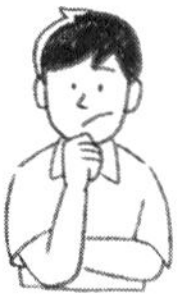

在宅死、病院等の死、どちらにしてもきちんと会話ができる医師。
（匿名希望）

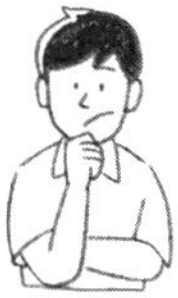

訪問診療や居宅管理指導をしてくれる医師は大概、理解や志が高くよい連携ができている。
（匿名希望）

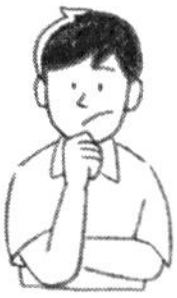

丁寧な説明、診察をしてくれること。バックアップの病院でのレスパイト入院を紹介できること。チームを作る意思があること。
（匿名希望）

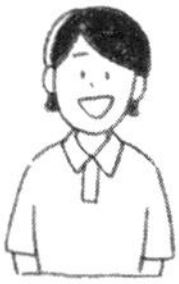

24時間365日体制で、訪問看護とともに対応してくれる医師がよい。本人や家族の気持ちに寄り添ってくれる医師がよい。本人が穏やかに逝くことができるように無理な治療をしない医師がよい。在宅看取りを経験した家族やそれに対応した事業所から情報を得る。
（匿名希望）

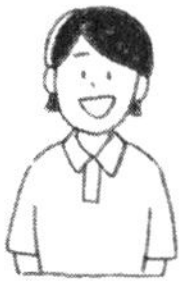

まず主治医がホームホスピスへの理解があるかどうか。主治医が往診できるかどうか、できるとしたら在宅死について、看取りについて本人、家族に説明を行い同意したうえで定期的に往診をしてもらうことができる医師。
（ふさっち）

本当に最期、病院に入院しなくてもよいのですか？

病院に入院しなくても最期まで在宅で過ごすことは可能です。私は病院で緩和ケア医として患者さんと向き合う立場から、病院であっても在宅であっても望む場所で最期を迎えることができればそれがベストだと考えます。また、病院で過ごすのか在宅で過ごすのか、一度決めた意思や希望が変化することも当然だと思っています。最期をどこで過ごしたいかという希望については、遠慮することなく、早めに主治医に伝えておきましょう。希望を伝えることで、その希望を叶えるためにはどうすればよいか、初めて医療者は動き出すことができるからです。

希望を伝える相手は必ずしも主治医でなくても構いません。例えば病院の「患者相談室」にはＭＳＷなどの専門職が患者さんや家族の相談に乗ってくれます。どのような小さなことも自分ひとりで抱え込まず、さまざまな部署や職種をどんどん巻き込んで、自分の味方を増やしてみてはいかがでしょうか。

（海南病院緩和ケア病棟非常勤医師　大橋洋平医師）

「最期の最期だけ入院する」というのはアリですか？

それまで在宅で過ごしていて最期だけ入院することは可能ですが、いくつかのハードルがあります。医療者としては患者さんの望む形で最期を迎えさせてあげたいのですが、実際には医療資源の問題もあり、希望すればすぐに入院できるとは限らないからです。

最期を病院で過ごしたいと考えている人は、早い段階で緩和ケア科を受診して必要ならば入院の予約をとっています。そしてさらに予約をしている人の中から、必要性に応じて入院の順番を決めるため、単純に予約した順番で入院が決まるわけでもありません。

そのため地域の医療資源によっては、入院までの時間がかかることもあるでしょう。

もしも最期は病院に入院したいという希望があれば、早めに主治医などに伝えておくほうがよいでしょう。主治医に話しにくければ訪問看護師や病院の医療相談室でも構いません。早めに気持ちを伝えることで、選択肢が少なくなる前にさまざまな準備がしやすくなります。

（大橋洋平医師）

在宅死を選ぶために、健康なうちから準備できることは？

在宅死を選ぶために健康なうちから準備できることは、今の日本で使える公的サービスについて理解を深めておくことです。人が亡くなる場所は、実は3種類しかありません。ひとつ目は「病院」、2つ目が「在宅（終《つい》の住処《すみか》としての施設を含める）」、3つ目が「その他」です。その他は外出先などでの不慮の事故などを指しますので、ひとまず置いておくとすると、基本的には病院か自宅かのどちらかなのです。

そのうえで医療サービスが受けられる「場所」はどこかと考えると、それは「入院」か「外来」あるいは「在宅」と3か所に集約されます。介護サービスは有料老人ホームなども含めて多様化しているのでもう少し複雑ですが、医療サービスは高度な検査が行える病院か、通院できる人向けの外来、終末期医療を受けられる在宅の3つに限られているので基本的にシンプルです。このことを踏まえて、在宅医療ではどのような医療サービスが受けられるのか、健康なうちから情報を集めておくことをお勧めします。

医療サービスが受けられる場所は3か所

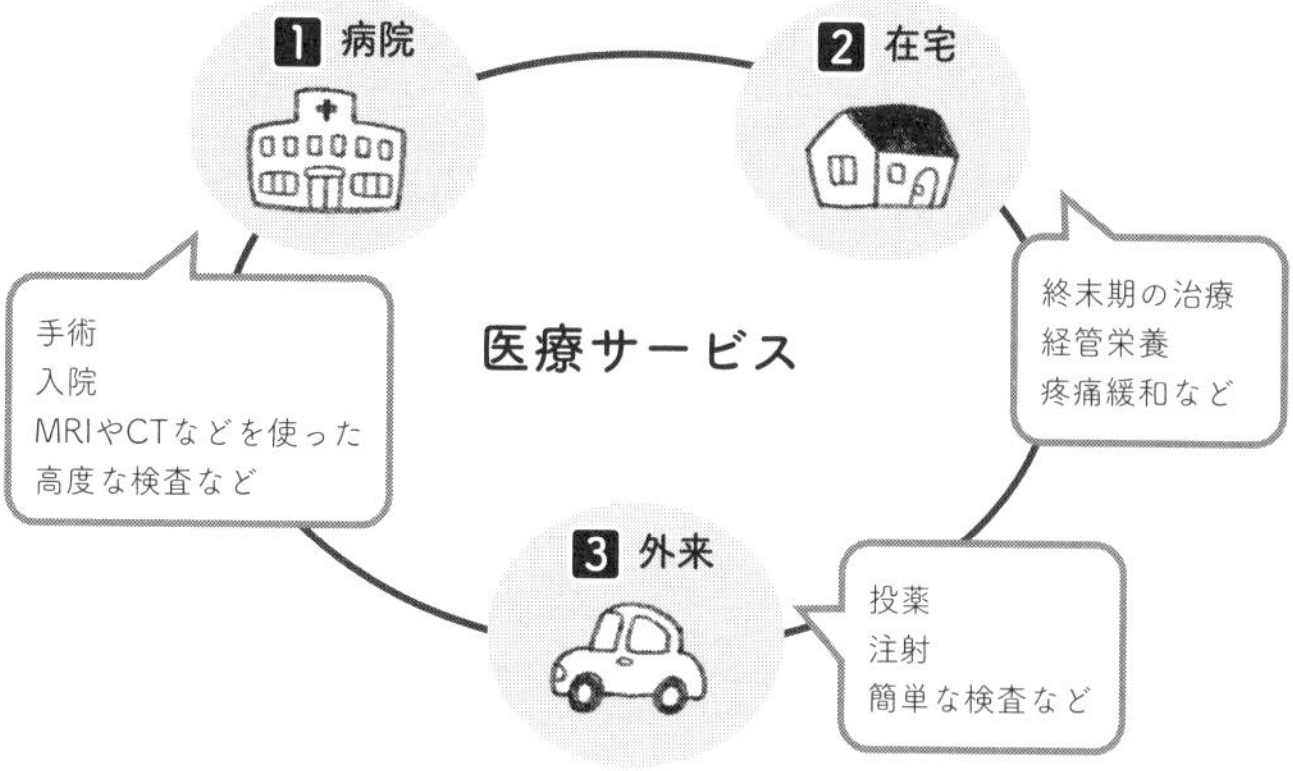

在宅医療は病院よりも、人に依存する部分が大きい

理解しておくとよいのは、「在宅医療は人に依存する部分が大きい」ということ。CTやMRIなどの大掛かりな機械が使える病院とは異なり、在宅では機械に頼ることができないため、人的サービスに依存する部分が大きくなります。また、病院は外来担当と入院担当の医師が異なるなど、基本的に医師を選ぶことができませんが、在宅医はそのようなことはありません。そのため人間性まで含め「この先生に最期を看取ってほしい」と思える在宅医を見つけて、信頼関係を構築することができれば安心でしょう。（守上佳樹医師）

在宅死を叶える暮らしのしくみ

普段の暮らしでちょっとした助けが必要になってきたら生活支援サービスを、もし病気になってしまったら地元の病院を、介護が必要になれば地元の介護施設を利用できます。

このシステムの目的は、重い要介護状態になっても、住み慣れた地域で必要なサービスを利用しながら自分らしく人生を最後まで続けること。体が思うように動かなくなってきたときの「尊厳ある自分らしい暮らし」について、本人の望みと家族の思いを話し合っておくことが大切です。

地域ごとに特色ある取り組み

例えば福岡県大牟田市では、道に迷った認知症の人を地域で支えるための「徘徊模擬訓練」を開催。安心して暮らせるネットワークづくりに力を入れています。熊本県玉東町では町民や専門職の看取り経験を地域で共有し在宅での看取りを積極的に支援しています。

地域包括ケアシステムとは？

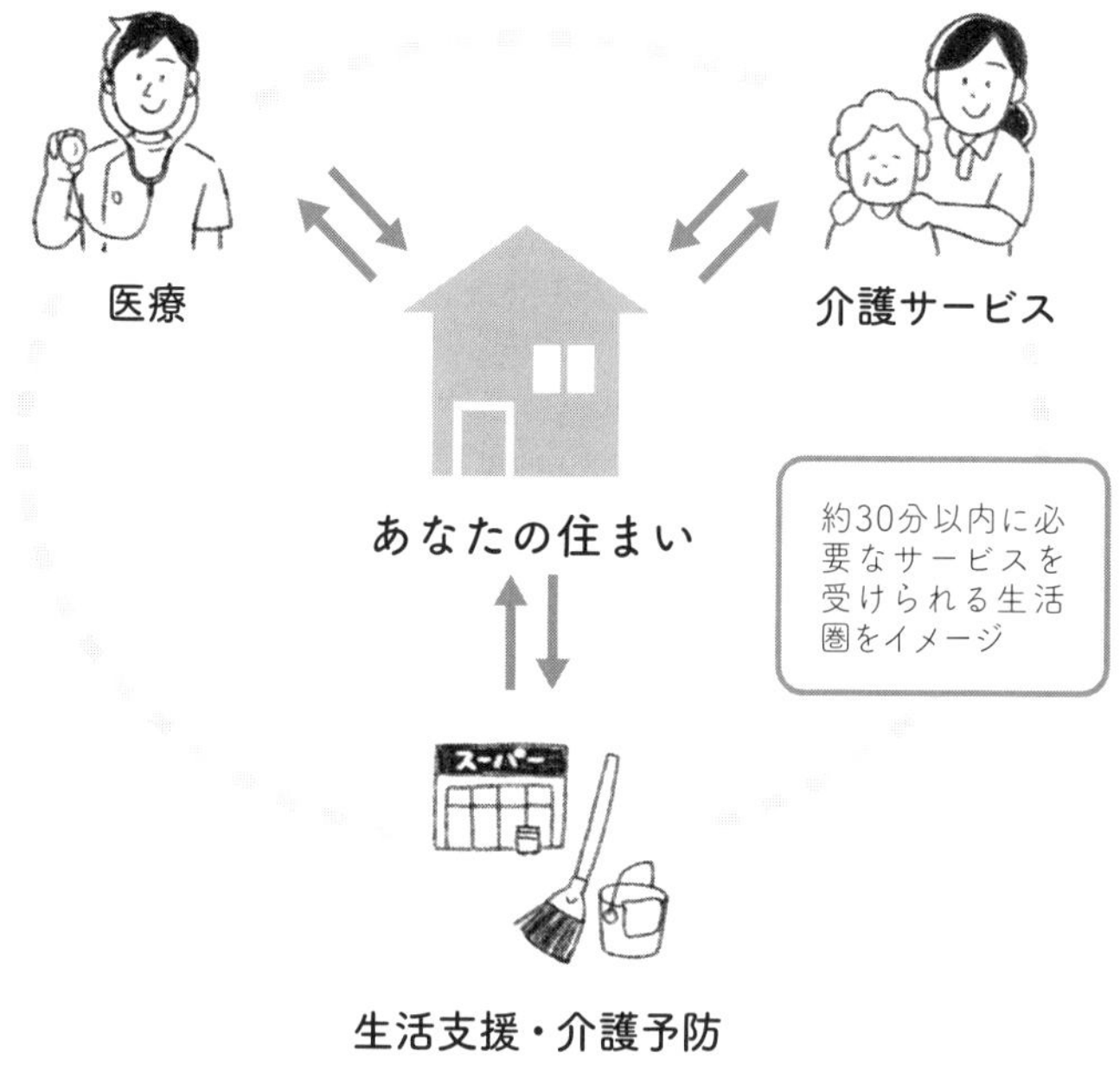

参考：厚生労働省「地域包括ケアシステム」概念図を基に作成
https://www.mhlw.go.jp/seisakunitsuite/bunya/hukushi_kaigo/kaigo_koureisha/chiiki-houkatsu/dl/link1-4.pdf

暮らしの中心をあなたの住まいに

2025年には団塊の世代（1947年～1949年生まれの戦後第一次ベビーブーム世代）が全員75歳以上になります。国はこの年までに、「地域包括ケアシステム」を作り上げる計画です。これはいわば「在宅死を叶えるための基本的な枠組み」ともいえるでしょう。

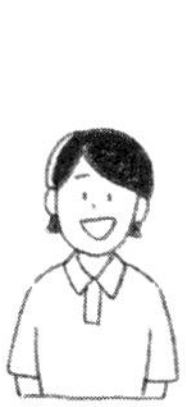

在宅死を実現するために、頼れる専門家いろいろ

在宅死を実現するために欠かせないのが「在宅医療」です。

在宅医療とは、自宅や高齢者住宅で受けられる医療のこと。目的は治癒ではなく療養です。慣れた環境で、それぞれが望む自分らしい過ごし方を叶えるための医療といえます。

在宅医療に至るプロセスは人それぞれですが、高齢者が病気になると一般的に、急性期（症状が急に現れて治療する時期）→回復期（失われた機能の回復を目指す時期）→長期ケア（医療と介護を同時に受けながら過ごす時期）を経た後、再び病状が悪化したり、別の重い病気が見つかったりして、「急性期→回復期→長期ケア」を繰り返すことが珍しくありません。在宅医療が始まるタイミングとして想定される状況は、例えば、通院できない状態になったとき、あるいは、治癒が望めない状態で退院した場合などがありえます。

在宅医療を支えてくれる専門家は主に6領域（診療、看護、リハビリテーション、栄養食事、薬剤管理、歯科診療）です。

「在宅医療」に至る主な過程と支えてくれる専門家

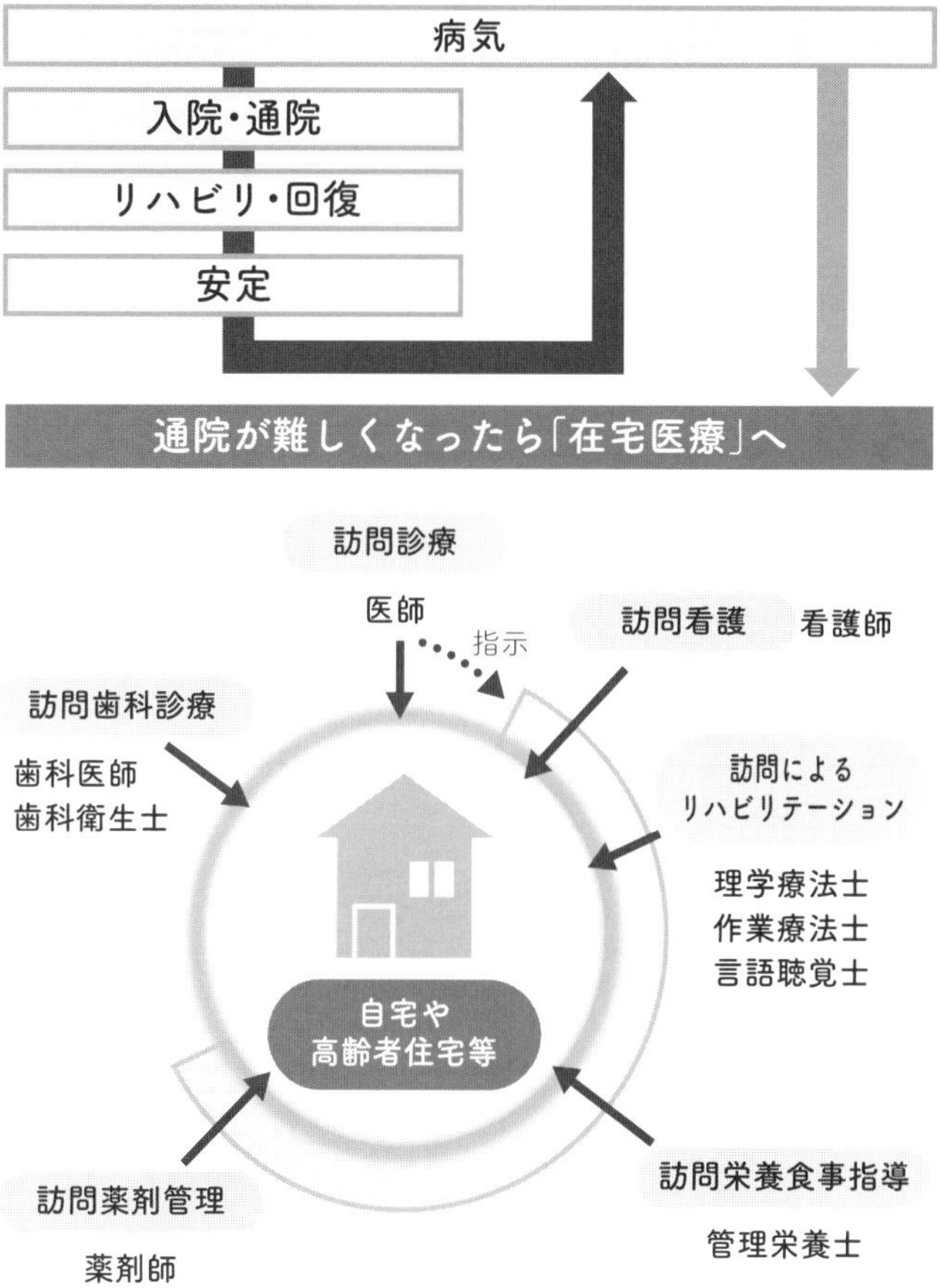

※地域によって受けられるサービスが異なる場合もあります

参考：厚生労働省「在宅医療に関する普及・啓発リーフレット」を基に作成
https://www.mhlw.go.jp/stf/seisakunitsuite/bunya/0000061944.html

まずは「在宅主治医」探し。どうやって探す？

自宅から穏やかに旅立つには、前もって在宅医療の体制を整えておく必要があります。まず重要なのが〝在宅主治医〟選び。在宅主治医は定期的に自宅を訪問して診療し、急変したときには往診してくれます。死亡診断書を発行するのも在宅主治医です。

自宅での療養生活が始まったら、医療系サービスを提供する専門家と介護系サービスを提供する専門家が連携をとりながら支えてくれます。在宅医療での看取りは病院と違い、家族が行います。臨終の瞬間に在宅主治医が立ち会えなくても法的に問題ありません。呼吸が止まった後、家族が在宅主治医に連絡して訪問するケースが一般的です。亡くなったことを確認してもらったら、訪問看護師や葬儀社の担当者が体をきれいに拭き、着替えなどの処置をして、静かな時間が流れていきます。なお世話になる専門家をすべて自分で手配しなければいけないわけではありません。入院先や通院先の医療ソーシャルワーカーなどに相談し、「在宅主治医」と「ケアマネジャー」を紹介してもらいましょう。

在宅死にかかわる「主な専門家」と「受けられるサービス」

サービスの種類	専門家	お願いできること	専門家がいる主な場所
医療系サービス ※印は医師の指導のもとで行われます	在宅主治医	【訪問診療】 計画的な定期診療 【往診】 急変したときなどの、緊急の診察、診療	「在宅療養支援診療所」を標榜する近所の診療所等
	歯科医師 歯科衛生士	【訪問歯科診療・訪問歯科衛生指導】※ 歯の治療や入れ歯の調整等、食べ物をかんで飲み込めるようにするための支援	「在宅療養支援歯科診療所」を標榜する近所の歯科診療所等
	看護師	【訪問看護】※ 安心して過ごせるようにするための、療養上の処置やお世話等	「訪問看護ステーション」等
	薬剤師	【訪問薬剤管理】※ 薬の飲み方や飲み合わせの確認、管理、説明等	「調剤薬局」等
	理学療法士 作業療法士 言語聴覚士	【訪問リハビリテーション】※ 日常生活に必要な動作の訓練等	「訪問リハビリテーション事務所」等
	管理栄養士	【訪問栄養食事指導】※ 食事の栄養管理の指導等	「医療機関」「介護施設」等

介護系サービス	ケアマネジャー（介護支援専門員）	【ケアプラン作成】 介護保険サービスの計画、調整、かかりつけ医との連携等	「居宅介護支援事業所」「介護保険施設」「地域包括支援センター」等
	ホームヘルパー（訪問介護員）	【訪問介護】 （定期巡回サービス／随時対応サービス） 身体介護：食事、排泄、入浴等 生活支援：食事の調理、洗濯、掃除、買い物等	「社会福祉法人」「医療法人」「NPO」「民間企業が運営する事業所」等

参考：
・厚生労働省
「在宅医療に関する普及・啓発リーフレット」
https://www.mhlw.go.jp/stf/seisakunitsuite/bunya/0000061944.html
「24時間対応の定期巡回・随時対応サービスの創設」
https://www.mhlw.go.jp/file/06-Seisakujouhou-12300000-Roukenkyoku/0000077236.pdf
・一般社団法人 全国在宅療養支援医協会
「在宅医療助成公募により作成された小冊子」
http://zaitakuiryo.or.jp/books/index.html

いつごろ、どこへ相談したらいい？

本人が意思を伝えられるうちに

専門職につながる第一歩は、〝信頼関係を築いていけそうな在宅医〟との出会いから始まります。信頼関係を育むにはコミュニケーションが必要ですから、いよいよとなってから慌てて探しても、そのような時間を十分にとれないかもしれません。本人が意思を伝えられるうちに、まだ動けるうちに、心の準備を始めることがポイントです。

在宅医は、「在宅診療支援診療所」の看板を上げている近所の開業医から自由に選べます。通院先や入院先の主治医に気兼ねなさらず、相性のよい在宅医を探し始めましょう。

かかりつけの病院の「地域医療連携室」や「医療相談室」へ

どこに相談すればいいのでしょうか。まずは今かかっている病院やクリニックの主治医に「在宅医療を希望しているので準備を始めたい」と相談してみてください。その病院に「地域医療連携室」や「医療相談室」があれば積極的に利用します。そこには、医療ソーシャルワーカーや医療相談員と呼ばれるスタッフがいて、在宅医を見つけてくれたり、紹介してくれたりします。退院後の生活の不安についても具体的に相談できる心強い存在です。

本人や家族がインターネットを使えるのであれば、自分で在宅医を探すこともできます。市区町村の役所にも相談窓口があります。在宅医の数は地域でばらつきがあるため、残念ながらすぐに見つかるとは限りませんが、あきらめないでください。さまざまなルートを活用して早く在宅医療の専門職につながることが大切です。

在宅医の見つけ方

1. かかりつけの病院で相談

・入院先や通院先の主治医
・病院内の地域医療連携室、医療相談室
（ここにいる医療ソーシャルワーカー、医療相談員に相談）

2. インターネットで探す

・『全国在宅療養支援医協会』
http://zaitakuiryo.or.jp/list/index.html
・『公益財団法人在宅医療助成勇美記念財団「在宅医療に熱心な医療機関」』
http://www.zaitakuiryo-yuumizaidan.com/main/doctor.php
・『日本在宅ホスピス協会「末期がんの方の在宅ケアデータベース」』
http://www.homehospice.jp/

3. 市区町村役場の窓口へ

・地域包括支援センター（全国に5221か所）
※令和2年4月末時点、厚生労働省調べ
・在宅医療連携支援相談室 等

カンファレンスで本人、家族、多職種の専門家をつなぐ

①在宅医療を始める前の協議「カンファレンス」

在宅医療は、かかわる人すべてが同じ目的、同じ状況を共有し、それぞれが役割を果たしていく必要があります。そのために重要なのが「カンファレンス」「サービス担当者会議」「連絡ノート」の3つです。在宅へ移行する前に専門職が集まり、支援方法を検討するのが「カンファレンス」です。聞き慣れない言葉かもしれませんが、医療や介護の世界では頻繁に使われていて、「カンファ」と略されることも。英語で会議という意味です。

例えば退院後に在宅医療を始めるのであれば、入院中に「退院カンファレンス」が開催されます。本人や家族にとっては、これから始まる在宅療養の全体像を把握し、シミュレーションできる機会になります。家族が医療行為をする必要がある場合は、カンファレンスで説明があります。希望や心配事、わからないことは遠慮なく伝えてください。

②在宅療養中の定期的な打ち合わせ「サービス担当者会議」

在宅での療養生活が始まってからは、「サービス担当者会議」と呼ばれるミーティングが定期的に行われます。この言葉もなじみがないかもしれませんが、介護保険特有の名称です。ケアマネジャーが開催することが法律で義務付けられています。介護サービス、医療サービスにかかわる人たちが集まり、本人や家族の意向を聞いて、状況の変化に合わせて支援の方法を調整します。

③日々の情報共有は「連絡ノート」で

日々のこまごまとした情報のやりとりには「連絡ノート」が重宝します。テンプレートが印刷されたノートもありますし、普通の大学ノートでも、使いやすいものを選んでください。何を食べたか、どんな様子だったか、質問しようと思っていたのに聞きそびれたことなど、何でも自由に書いておきます。医療や介護に関係なさそうな話題であっても、その情報を関係者たちが共有することによって、よりよい支援につながる可能性があります。今後はソーシャルネットワーキングサービス（ＳＮＳ）などの電子ツールの普及も予想されます。

ケアマネ
343人に
聞きました

在宅死を実現するためのキーマンは誰？

Q 在宅死を検討したときにまず相談すべき相手は誰だと思いますか？優先度の高い順に3つ選んでください。

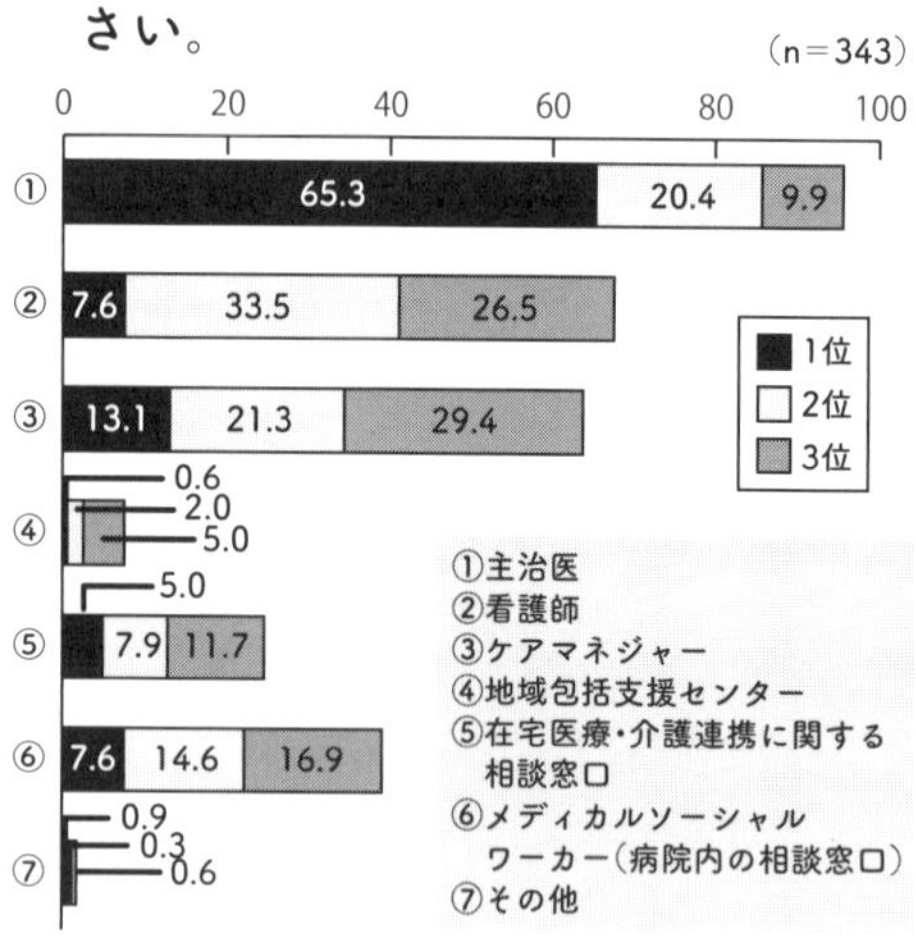

主治医を挙げるケアマネが圧倒的多数

在宅で最期を迎えたい…そう考えたとき真っ先に相談すべき相手は「主治医」だと、多くのケアマネは考えています。主治医は患者の状態や家庭の状況も大方把握しています。身近な存在であり在宅看取りに必要不可欠な専門職だからこそ、こういった結果になったのでしょう。そうであれば、同じく患者・家族にとって親身な存在である看護師、介護で中心的な役割を担うケアマネを選ぶ人が多いのも納得のこと。いずれにしても、医療・介護の専門職に相談することから始めてみましょう。

Q 在宅死を実現するには誰がキーマンになるでしょうか？　優先度の高い順に5つ選んでください。

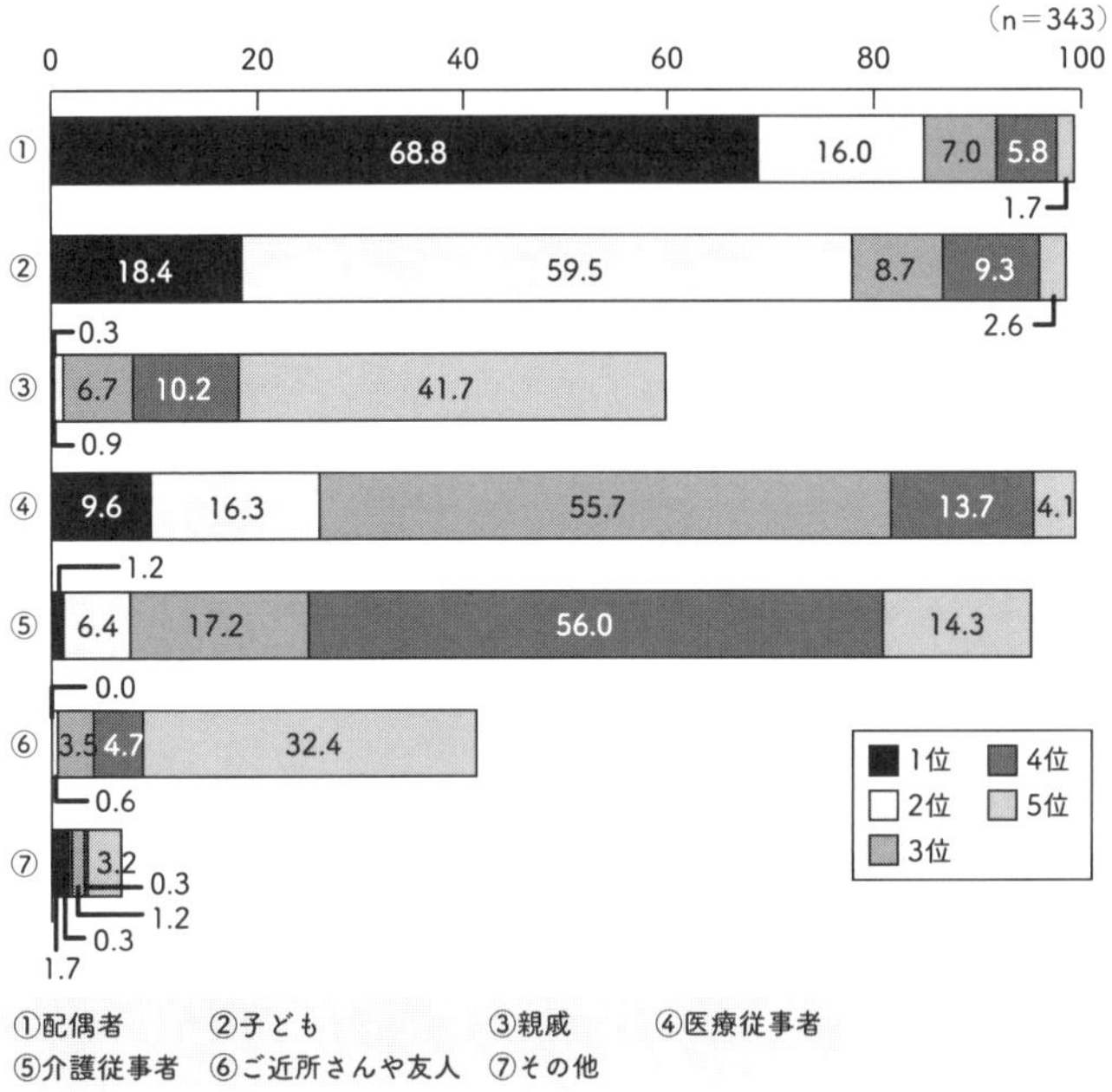

配偶者・家族は在宅死のキーパーソン

本人にとって身近な存在である配偶者・お子さんは在宅死の重要な支援者だと考えるケアマネが多いとわかりました。専門職だけではなく家族の理解やサポートは、自宅で安心して最期を迎えるために必要なものです。一方、身寄りがない人にとっては医療・介護従事者が必須のサポーターになりますし、専門職の力を借りないと在宅死を実現することはできません。親戚やご近所さんや友人を選ぶ人がいたことからわかるように、在宅死は本人を取り巻くさまざまな人たちの協力や思いで成り立っています。

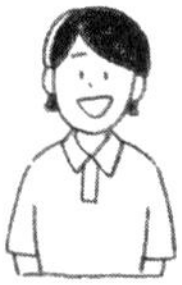

在宅死といっても、1人で死を迎えられません…配偶者や子どもたちが看取りをしてあげたいという気持ちにならなければ実現しないと思う。（匿名希望）

家族（配偶者、子ども）は必須だと考えますが、そのコーディネート、役割分担するには医療職の存在が重要。（匿名希望）

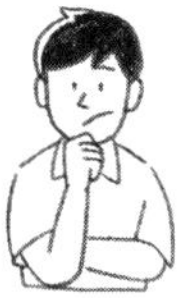

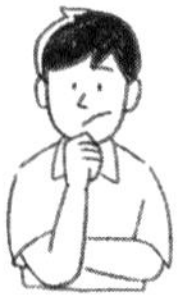

家族だけでは負担が大きい。家族には精神的な支援を担ってもらい、実際の介護は介護職に任せたほうがよい。また近所の方々のサポートがあると介護職ではできない支援が期待できる。（匿名希望）

在宅では24時間体制で人の目が必要となってくる。主に高齢の方がそのような状態になると考えると、高齢の配偶者よりも子どもが柱となってくる場合が多い。次に介護サービスや親戚などが力となってくれるのではないかと考える。（アマユネ）

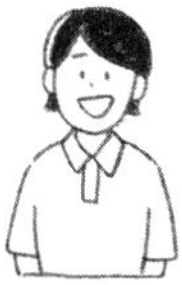

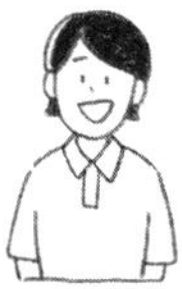

やはり主治医の協力が不可欠だと思う。訪問看護も主治医の指示がないと動けないため。（匿名希望）

Q

ケアマネ343人に聞きました。在宅死を選ぶのに重要な支援者とは？（フリーアンサー編）

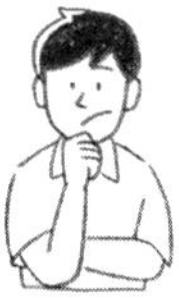

本人に一番近い存在の家族の理解が必要。家族も自宅での看取りを希望される場合は、主治医、看護師、ケアマネ、ヘルパー、福祉用具等、チームとしてのかかわりが必要。自宅での看取りでは、知人、友人、地域の方とのかかわりはまだまだ難しい。（ジャズ）

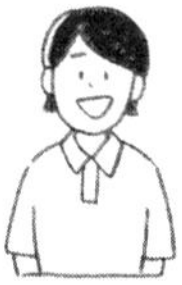

家族がいるかどうか、家族が在宅死を尊重してくれるかどうかが一番だと思っている。（匿名希望）

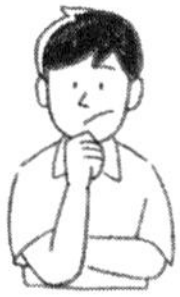

家族がよほど看取る覚悟がないと対応しきれない。実際看取りの方が家族の対応が困難になり、方針を変更する例がある。（匿名希望）

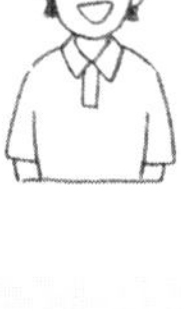

医師、看護師、介護者（ヘルパーなど）でチームケアが行える体制を整えていても、家族の協力が必要な場面が少なくとも出てくることもある。ほぼ身寄りがない独居の方を看取ったこともあるが、そのようなケースの場合にはご本人の強い意思と覚悟が必要。（アマユネ）

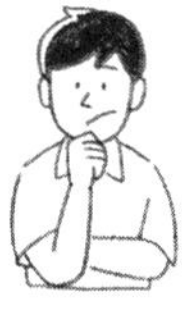

家族、医師をつなぐ看護師の役割は大きい。後悔の少ない看取りの意向をやりとりできる訪問看護はケアマネとしてもありがたい存在です。そのケースによって支援者の順位は変わると思います。ペットも癒しになったりします。（匿名希望）

Column

人生を医療に合わせる必要はない

在宅医療や終末期医療において「医療体制が患者さんの人生を縛ってしまう」というケースはとても多いのです。例えば、今の医療制度の下では長期入院はできません。仮に1ヶ月以上入院させると保険の点数が下がってしまうとして、余命が1ヶ月半の患者さんがいた場合、医師個人は最期まで入院させてあげたいと思っても、残り半月というところで退院してもらわなければならなくなるのです。これは非常に残酷な話です。こうしたことが起こらないように我々医療者側も働きかけをしていきますが、患者さん側も理不尽な医療体制には、ぜひ声をあげてほしいと思います。もうひとつ、ACP（P.140参照）など終末期に関する話題について、医療者によっては自分から切り出しにくい、という方がいることも事実です。患者さんを傷つけてしまうのではないかと恐れる、といった話を時に耳にします。しかしACPはネガティブなものではなく必要なものです。患者さんの方からも「私はこうしたい」と伝えてもらうことで、希望が叶いやすくなると知っておいてほしいと思います。

（西智弘医師）

パート

2

痛みを感じないで死にたい

そもそも緩和ケアとは何か？
～4つの苦痛（トータルペイン）を軽減する

がん、心不全、呼吸不全など命を脅かす病気に直面している患者さんとその家族は、「不安で眠れない」「痛い」「息苦しい」「病気のために働けずつらい」「死ぬのが怖い」など、さまざまな苦痛やつらさに直面しています。緩和ケアは、そういった痛みやつらさを総合的に和らげ、患者さんや家族が自分らしく納得した生活を送れるようにするケアです。

患者さんと家族が直面する苦痛には身体的苦痛、精神的苦痛、社会的苦痛、スピリチュアルペイン（実存的な苦痛）という4つの側面があり、それぞれ相互に影響し合ってトータルペイン（全人的苦痛）となっています。医師、看護師、薬剤師、臨床心理士・公認心理師、医療ソーシャルワーカー、栄養士、理学療法士、ケアマネジャーなど、さまざまな職種が連携して、これら4つの苦痛やつらさを総合的に軽減します。地域や病院によって差はありますが、以前は主にがんの患者さんが対象だった緩和ケアは、近年、心不全など、がん以外の病気に対しても広がりつつあります。

患者・家族が直面する4つの苦痛

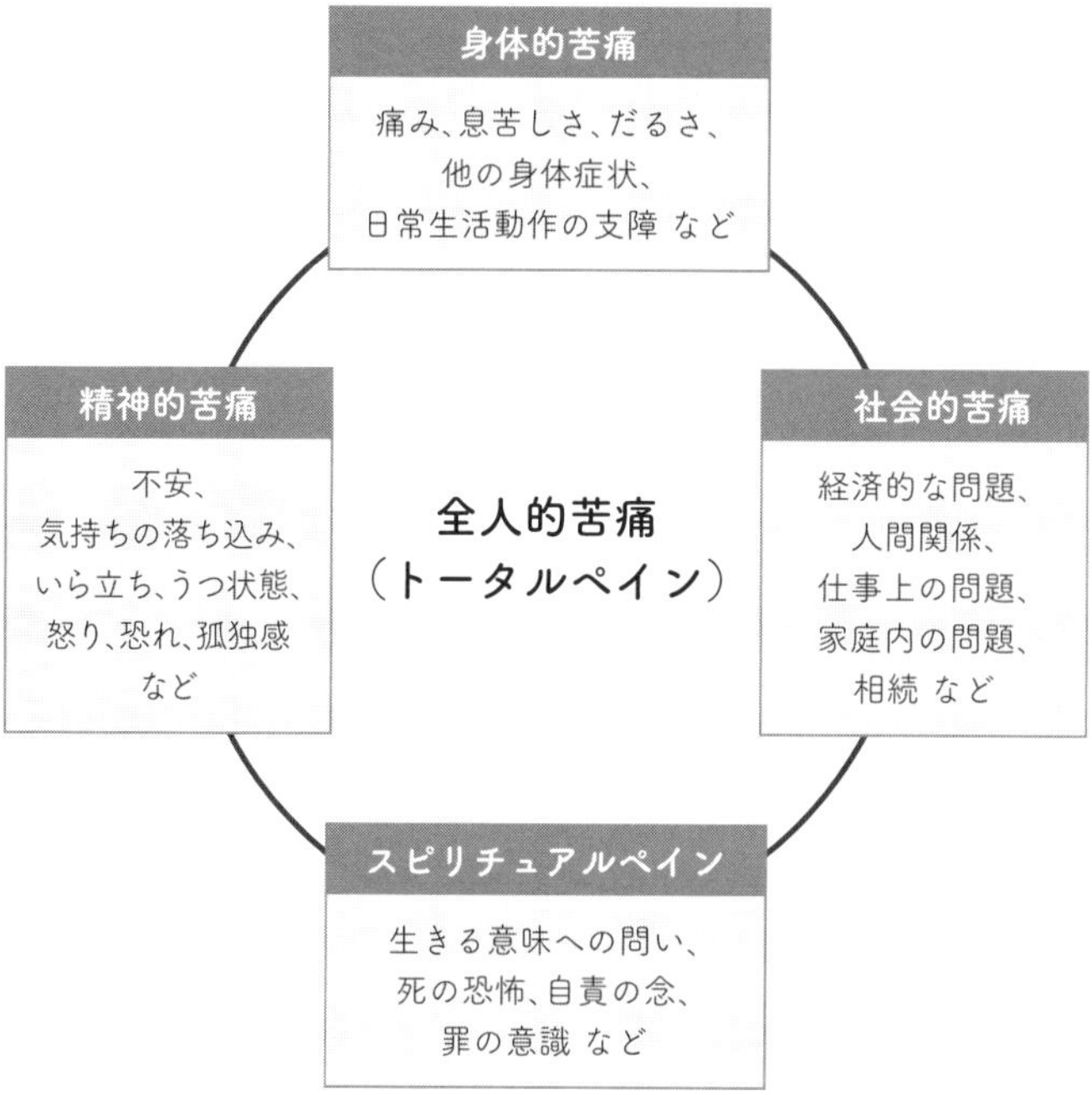

参考：国立がん研究センター・がん情報サービス「がんの療養と緩和ケア　つらさを和らげてあなたらしく過ごす」を基に作成

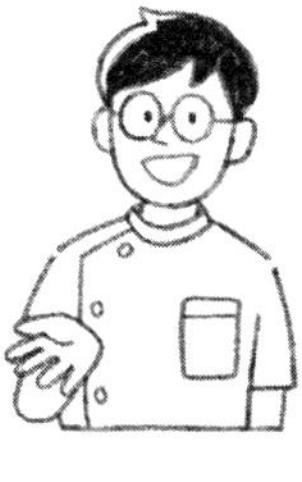

緩和ケアは、がんが進行して治療ができなくなった患者さんのためのものだと誤解している人も多いかもしれません。現在は、がんの進行度や段階にかかわらず、早い段階から、必要に応じて、緩和ケアを受けることが重要視されています。

（松本禎久医師）

体の痛みへの対応
痛み止めを使う

がんや心不全による痛みや息苦しさ、つらさを和らげるケアには、痛み止め（鎮痛薬）を使う方法と、放射線療法、マッサージ、呼吸法、姿勢や日常生活の工夫など薬以外の方法があります。痛み止めの使い方については、「ＷＨＯ（世界保健機関）方式の疼痛治療法」によって世界的に広まり、痛みの強さによって薬を選んだり組み合わせたりします。

弱い痛みには、頭痛、生理痛などのときにも用いられる解熱鎮痛薬を使います。それでも抑えられない痛みや息苦しさには、モルヒネなどのオピオイド鎮痛薬（医療用麻薬）を用います。医療用麻薬は、痛みを感じる神経の司令塔である脳やせき髄に作用して痛みを抑える薬で、さまざまな種類があります。２段階目と３段階目の薬では副作用の出方に差がなく、軽い痛みでもしっかり抑えたほうがよいことから、最近では、２段階目の薬を経ずに３段階目の薬を使うことが多くなっています。どの段階でも、痛みを軽減するために、抗うつ薬、けいれんを止める薬、不整脈の薬などを併用することがあります。

ラダー WHO 除痛*ラダー

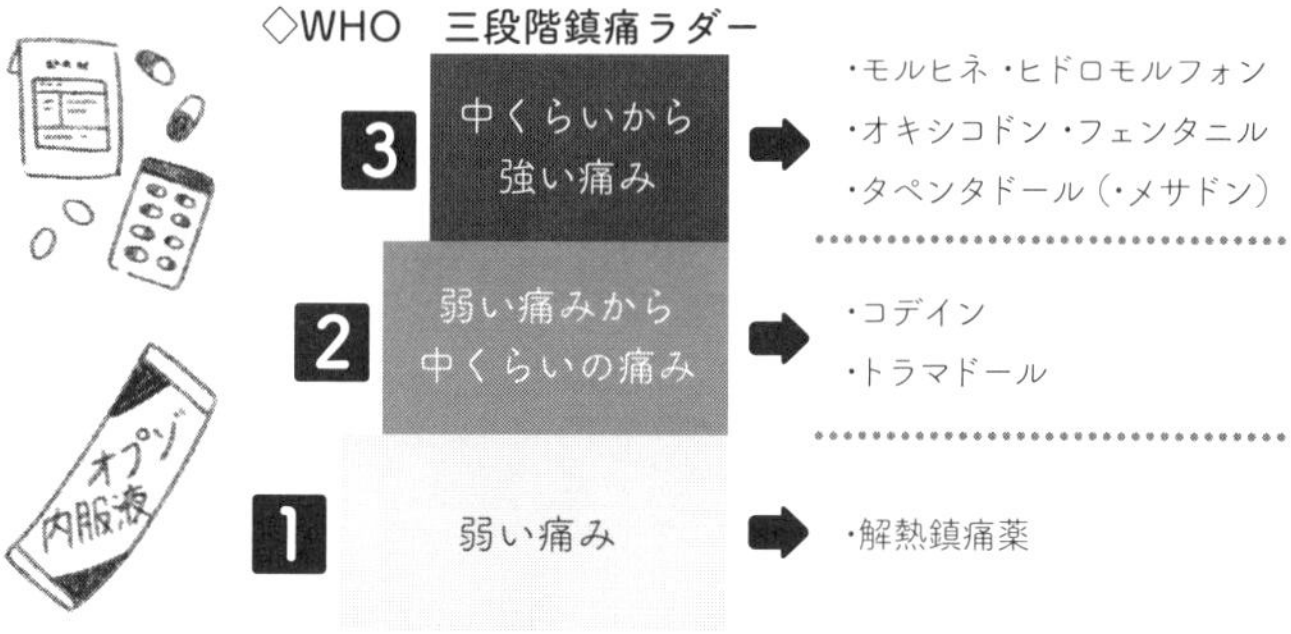

第1～3段階のすべてで痛みの種類や程度に応じて、鎮痛補助薬を使うことがある。
第2～3段階では、解熱鎮痛薬を一緒に使うことある。
参考：「患者さんと家族のためのがんの痛み治療ガイド 増補版」（日本緩和医療学会ガイドライン統括委員会編、金原出版）を基に作成

＊痛みを除くことはなかなか難しいため最近は「除痛ラダー」といわずに鎮痛ラダーということが多い。

痛み止めを使う際に大事な5原則

1）可能ならのみ薬を用いる。
2）定期的に使う薬は時間を決めて規則正しく。
3）痛みの強さによって薬の強さを選ぶ。
4）患者さん本人に合った量の薬を使う。
5）薬の説明や副作用対策など細かい配慮をする。

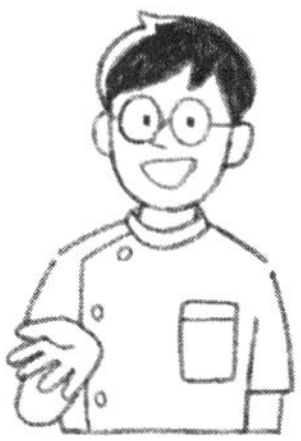

医療用麻薬（オピオイド鎮痛薬）には、のみ薬（錠剤、カプセル剤、粉薬、液剤）、貼り薬（貼付剤）、口腔粘液吸収製剤（頬と歯ぐきの間や舌の下に入れて粘膜から吸収させる薬）、坐薬、注射薬があり、患者さんの状態に合わせた形の薬を選びます。定期的に使う薬と、急に痛みが強くなったときに、とん服薬（レスキュー薬）として臨時に使う薬を組み合わせて使います。（松本禎久医師）

痛みを緩和する目的と効果はＱＯＬの改善

痛みがあると、眠れなくなったり食欲や意欲がなくなったり、楽しいこと、やりたいことができなくなります。しかし、緩和ケアによって体や心の痛みが軽減すれば、眠れるようになり自分がやりたいことをやりながら生活できます。

痛みの治療の目的は、痛みによって低下していた患者さんの生活の質（ＱＯＬ）の改善です。できるだけ、①痛みなく眠れる、②安静時に痛くない、③動いても痛くない、この3つを段階的に達成し、なおかつ眠気などの副作用で支障が出ないように、患者さんの痛みの種類、出方、強さ、体の状況に合わせて薬の量や種類を選び調整します。

痛みは我慢せずに、どこが、どのようなときに、どんなふうに痛いのか、できるだけ詳しく、医師や看護師に伝えることが大切です。オピオイド鎮痛薬で生じ得る副作用を軽減する治療も並行して行いますので、「便秘がひどい」「吐き気がする」「眠気が出て困る」などといった症状も率直に伝えましょう。

（松本禎久医師）

痛みを悪くする要因・よくする要因

痛みを悪くする要因	痛みをよくする要因
不快感 眠れないこと 疲れ・だるさ 不安・恐れ 怒り 悲しみ ゆううつな気分 孤独感 地位を失うことなど	他の症状が和らぐこと よく眠れること 誰かにわかってもらえること 人とのふれあい 趣味などをして過ごすこと 緊張感が和らぐこと 不安が減ること 気分がよくなること

（1）VAS(visual analogue scale) 視覚的アナログスケール

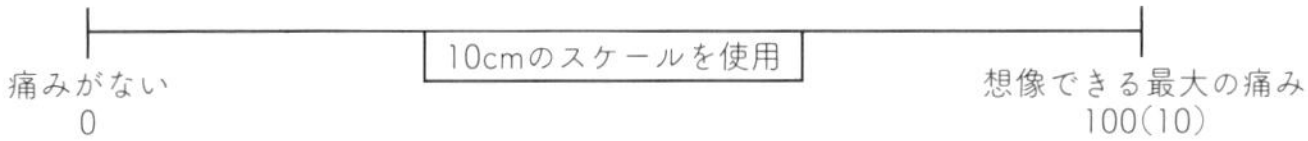

（2）NRS(numerical rating scale) 数値評価スケール

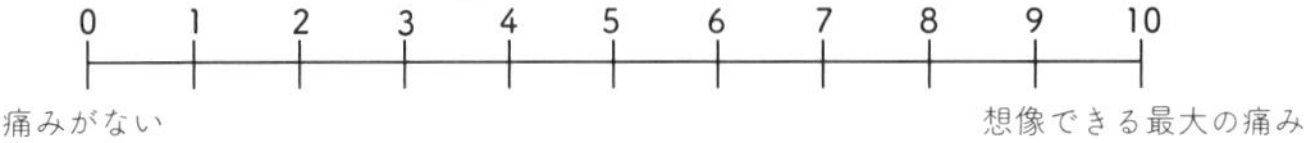

（3）FRS(face rating scale) 表情尺度スケール

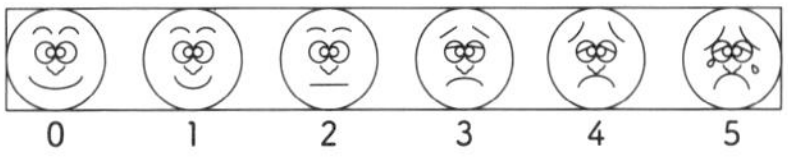

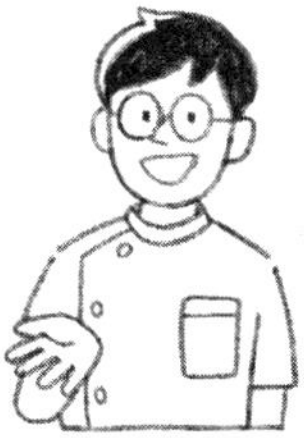

痛みの特徴やパターンがわかると、痛みに合わせて鎮痛薬を調整することで、痛みを軽減しやすくなります。どんなときにどのように痛みがあったのか、その日の出来事や体調と合わせてメモや日記に書いておくとよいでしょう。定期的に使う薬と、とん服薬を使っても痛みがよくならないときには、医師や看護師に伝え、薬を調整してもらうことが大切です。（松本禎久医師）

緩和ケアは入院中、外来、自宅でも受けられる

緩和ケアは、病院の外来、入院中、また、在宅でも受けられます。

がんの治療のために通っている外来では、がん治療医や看護師などが体の痛みや心のつらさなどを軽減するための治療を行います。全国のがん診療連携拠点病院などには、緩和ケア専門の医師や看護師による「緩和ケア外来」があります。がんの患者さんだけではなく、心のつらさを抱えている家族が相談することも可能です。

がんの治療のために一般病棟に入院しているときにも、病気や治療による痛みやつらさを軽減する緩和ケアが受けられます。また、「緩和ケア病棟」は、がんの進行に伴う体や心のつらさに対する専門的なケアをする入院施設で、ホスピスとも呼ばれます。

さらに、住み慣れた家や介護施設で在宅療養をする場合にも、病院と同じような緩和ケアが受けられます。在宅、外来、入院でも、必要に応じて、医師、看護師、薬剤師、栄養士、医療ソーシャルワーカー、理学療法士などが連携して緩和ケアを提供しています。

専門家の連携で緩和ケアは いろいろな場所で受けられる

ケアマネジャー
在宅生活を整えます

心理士
つらい気持ちを傾聴し、心のつらさを和らげます

ソーシャルワーカー
経済的な問題や退院・転院に向けた不安に対応します

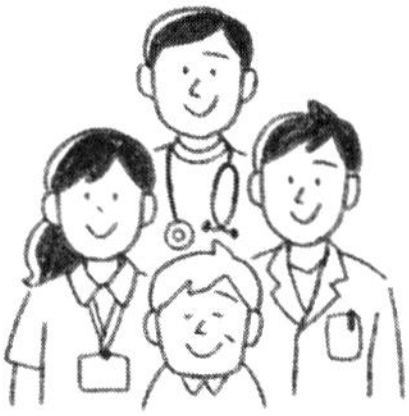

理学療法士　作業療法士　言語聴覚士
無理のない動きや生活の工夫をアドバイスします

管理栄養士
食欲がないときなど、食事の工夫をアドバイスします

薬剤師
薬の副作用への不安を和らげ、飲み方などをアドバイスします

看護師
体や心のつらさを和らげ、生活を支えます

医　師
がんの治療を行う担当の医師や、体のつらさの緩和を専門とする医師、気持ちのつらさの緩和を専門とする医師が対応します

病 院

①通院
- がんの治療のために通っている外来
- 緩和ケア外来

②入院
- がんの治療のために入院する病棟（一般病棟）
- 緩和ケア病棟

自 宅

③在宅療養
- 住み慣れた自宅
- 介護施設などの生活の場

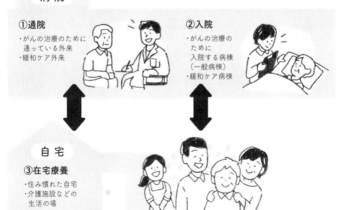

参考：国立がん研究センター・がん情報サービス 「診断と治療・緩和ケア」を基に作成

人生の「最後の1週間」に出る症状について

がん、心不全、腎不全などの臓器不全などで人生の最終段階に入ったとき、亡くなる1週間くらい前には眠っている時間が長くなり、夢と現実の間を行ったり来たりするようになります。亡くなる1～2日前には、言葉を発しなくなり意識が遠のきます。痛みが強かった人でも、亡くなる直前に痛みがどんどん強くなることはあまりありません。

人によっては、つじつまの合わないことをいったり落ち着かない様子になったりするなど、「せん妄」と呼ばれる症状が起こることもあります。呼吸のリズムが不規則になり息をすると同時に、肩やあごが動く「下顎《かがく》呼吸」はほとんどの方に起こります。自宅で最期まで過ごし、在宅死したいという希望を叶えるためには、家族などがこれからどのようなことが起こるのか、亡くなる前にはどのような症状が出るのか知っておくことが重要です。ただ、亡くなる前の経過は人によっても異なり、急に息を引き取る場合もあります。

（松本禎久医師）

息を引き取る前の一般的な経過

◇1週間前くらい

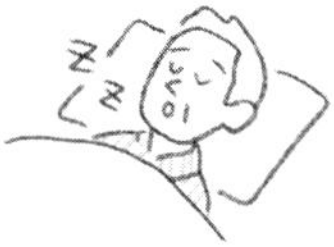

徐々に眠っている時間が長くなり、
夢と現実の間を行ったり来たりします。

◇数時間前から2日前くらい

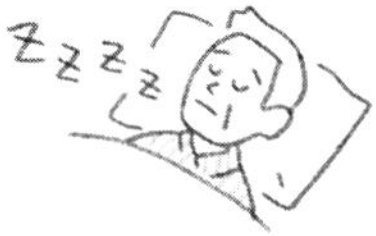

声をかけても目を覚ますことが
少なくなります。

◇亡くなる前に出やすい症状

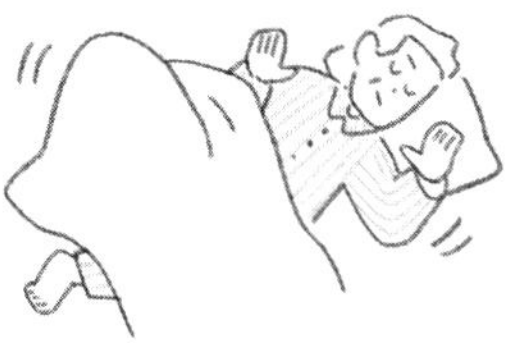

手足を動かしたりつじつまの合わないことをいったりする「せん妄」という症状が起こることがあります。

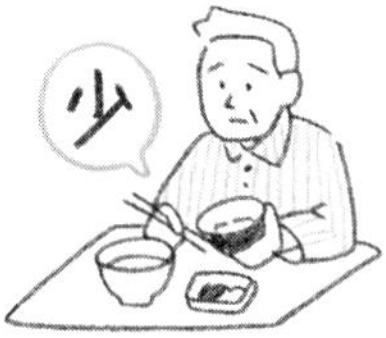

食事の量が減り、飲み込みにくくなります。
尿の量も減り、色が濃い状態に。

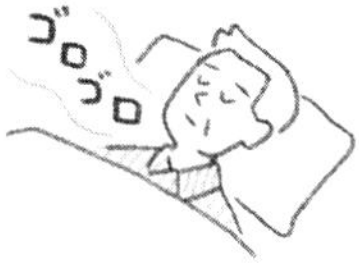

唾液をうまく飲み込めなくなり、喉がゴロゴロ鳴ることがあります。呼吸のリズムが不規則になり、息をすると同時に肩やあごが動く「下顎（かがく）呼吸」という状態に。本人は苦しくなく、自然な経過です。

参考：厚生労働科学研究・がん対策のための戦略研究・緩和ケア普及のための地域プロジェクト
「これからの過ごし方」を基に作成

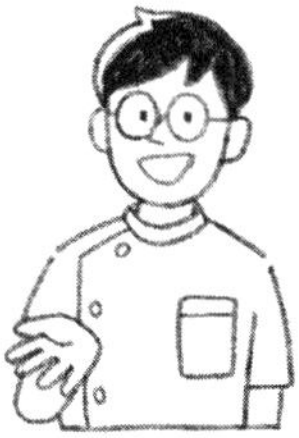

この段階で慌てて救急車を呼んで病院に入院させたとしても、患者さんにとって好ましいとはいえません。意識がない様子でも、こちらの声は聞こえているといわれます。家族は、手を握って話しかけるなどしながら見守りましょう。

（松本禎久医師）

心の痛みへの対応
病気を告知されたら

がんなどの命を脅かす病気を告知されたり、「病気が治らない」「もう治療ができない」「残された時間が少ない」などと告げられたりしたときには、ほとんどの患者さんと家族が、不安、落ち込みなど心の苦痛を経験します。不眠、食欲不振、体重減少、めまい、吐き気、突然息苦しくなるなど、心の苦痛が体の症状として現れる人も少なくありません。

ショックを受け現実を認めたくない気持ちになったり、自分や家族、第三者に怒りを覚えイライラしたり、不安になったり落ち込んだり、何も手につかない状態になるのは、悪い知らせを受けたときに心に起こる自然な反応です。つらい気持ちはひとりで抱え込まず、家族、友人、看護師、医師などに話しましょう。約2週間経っても、不安や落ち込みがひどく何も興味が持てない、眠れない、食欲が出ないといった状態が続くときには、専門的な治療が必要な「適応障害」や「うつ病」かもしれませんので、早めに看護師や医師に相談してください。患者さんだけではなく家族もケアの対象です。

（松本禎久医師）

悪い知らせを受けたときの心の反応と過程

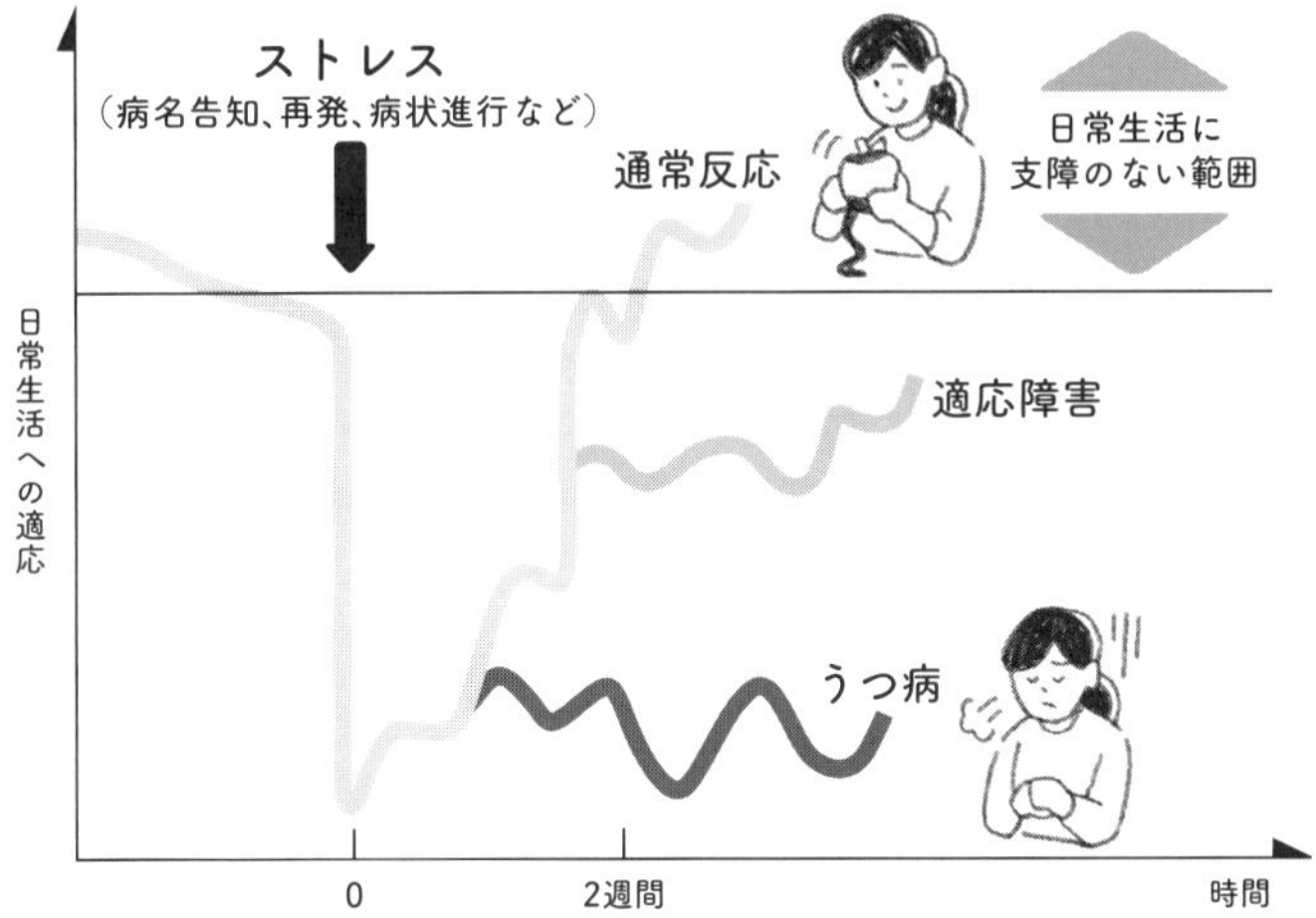

参考：国立がん研究センター・がん情報サービス「がんと心」を基に作成

死にゆく過程のチャート

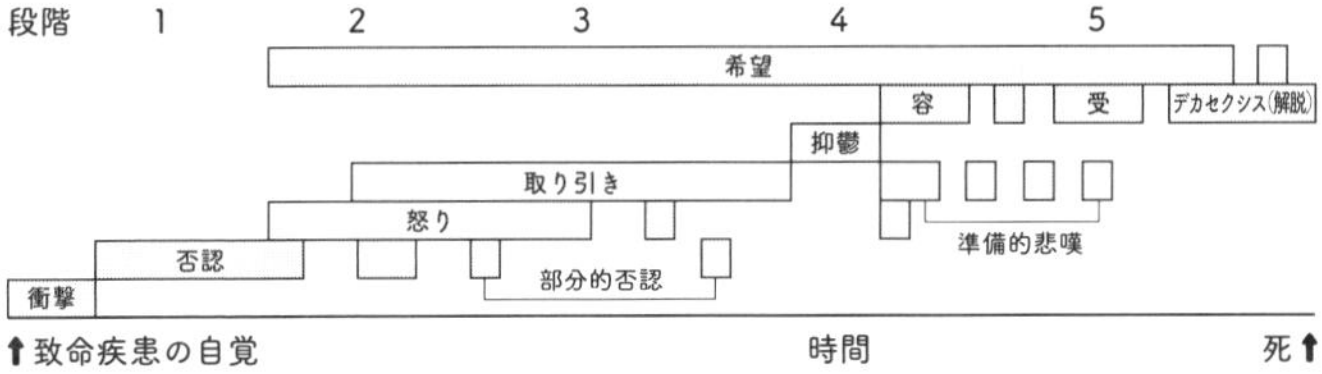

出典：エリザベス・キューブラー・ロス『死ぬ瞬間』

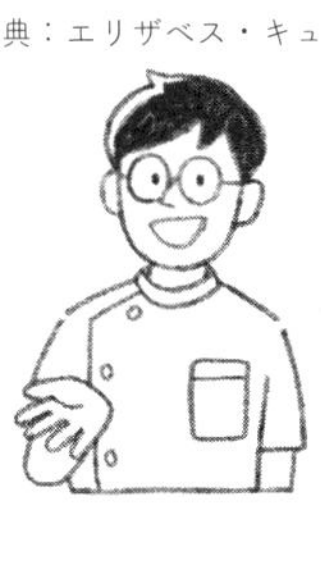

多くの人は、信頼できる家族や友人、医療者などに、自分のつらい思いを話すことで心の苦痛が軽減され、徐々に、現実を受け入れられるようになります。ひとりで抱え込まないことが大切です。

（松本禎久医師）

スピリチュアルペインは「魂の痛み」

スピリチュアルペインとは、死への恐怖、人生の意味、自責の念、人から傷つけられた・傷つけた、人生の後悔、死別の苦しみなど、答えのない魂の痛みです。霊的な苦痛と訳されることもあります。命にかかわる病気に直面し、人生の終末期にさしかかった人の多くは、「死ぬのが怖い」「もう何の役にも立てず、生きる意味がない」「自分は何か悪いことをしたのか」「死んだら何も残らない」など、スピリチュアルな痛みにさいなまれます。

スピリチュアルなつらさについても、看護師や医師など、信頼できる人に話してみましょう。最近では、訪問看護ステーションと寺院が連携してスピリチュアルケアをしたり、進行がんの患者さん同士が語り合うサロン、浄土宗の寺院などが介護の悩みを分かち合う介護カフェ、サロンなどを開いたりする動きがあります。スピリチュアルケアの専門家を養成している団体のホームページなどで、近くに専門家がいないか探してみてもよいでしょう。

同じような病気の人の体験談、絵本や映画、ブログやＳＮＳを読んだり交流したりすることが力になる人もいます。

家族や周囲の人の対応

人生の最終段階にさしかかった人が家族や周囲の人などに、死の恐怖や自責の念などを口にしたときには、とにかく話に耳を傾け（傾聴）、本人が自分の気持ちを発するまで待つことが大切です。「そんなこと言わないでほしい」などと否定したり変に励ましたりせず、「あなたを支えたい」「理解したい」「いてくれるだけで嬉しい」という気持ちを伝えましょう。手を握りながら話を聞くなど温かみを伝えると安心感が高まります。

（上智大学グリーフケア研究所所長　島薗進教授）

スピリチュアルケアの専門家の認定団体

◇日本スピリチュアルケア学会
認定スピリチュアルケア師
（現在準備中）
http://www.spiritualcare.jp/

◇日本臨床宗教師会
認定臨床宗教師
http://sicj.or.jp/

臨床宗教師（チャプレン）

学校・病院・軍隊など、教会以外の施設や組織で活動する聖職者。

人生を振り返る作業がスピリチュアルケアに（経験談）

生きる意味を見つけられずつらい思いをしている人でも、自分史や家族の歴史を振り返ってまとめたり、闘病や在宅療養の様子をブログなどに書いたりすることが、スピリチュアルペインの軽減につながります。何かを書く、まとめるという作業自体に生きる意味を見出す人もいます。

在宅療養中の人が、それまでの人生について聞き書きボランティアに語り、その内容を冊子にして届ける活動をしている例もあります。聞き書きボランティアに話をするという作業は、心のケアにもつながります。書きためていた短歌集や俳句集、写真が趣味の人が写真集を作成するなど、趣味を活かした作品集をまとめてもよいでしょう。

初孫が生まれることを楽しみにしていた60代の女性Aさんは、「がんが進行してしまったせいで、初孫にも会えないのが悔しいです。おばあちゃんとしてしてあげたいことがいろいろあったのに……」と残念がり、ふさぎ込んでいました。かかっていた病院の相談員である医療ソーシャルワーカーに相談したところ、Aさんが文章を書くのが好きだったこともあって、孫に読み聞かせをする絵本を作ろうという話になりました。イラストが得意な看護師の助けを借りながらAさんが絵本のストーリーと絵を描き、絵本は無事完成。初孫の誕生を見届けることはできなかったものの、愛情のこもった絵本を遺して、Aさんは旅立ちました。

「亡くなった人が作品集や自分史、絵本などを遺していると、それを見るたびにその人を思い出すことができ、遺族の悲しみを癒すグリーフケア（182ページ参照）にもつながります」と島薗所長は話します。

スピリチュアルペインの癒しにつながる絵本の例

・『葉っぱのフレディーいのちの旅』（童話屋）
・『100万回生きたねこ』（講談社）
・『わすれられないおくりもの』（評論社）
・『でんでんむしのかなしみ』（大日本図書）

心理社会的苦痛への対応について

人は、社会や他者とのつながりの中で生きています。命にかかわるような病気になったり「もう治療ができない」「死期が迫っている」といった状態になったりすると、多くの人が、これまで生きてきた社会から疎外されたような気持ちになり、心理社会的な課題に直面します。例えば、幼い孫や子どもの成長を見届けられない、本来なら自分が介護しなければいけない親に迷惑をかけている、大黒柱なのに働けないなど、社会や家族の中で存在感が希薄になり役割を果たせないことに苦痛を感じる人は少なくありません。

仕事は収入源であると同時に、社会との接点であり、存在意義やアイデンティティにかかわる問題です。仕事を途中で投げ出してしまうことにつらさを感じているのなら、単に、傷病手当金や障害年金などの経済面の支援制度を活用するだけではなく、本人の希望に合わせて達成感を得られるような方法を考える必要があります。疎遠になっている家族との関係を修復したい、自分が介護をしている親の世話を誰に頼むか悩んでいるなど、何を苦痛と感じるか、どんな気がかりを抱えているかは人によって異なります。
家族関係、仕事、療養場所、治療費や生活費など経済的なこと、身辺整理など、何か気がかりなことがあったら、看護師や医師、病院の相談員、ケアマネジャーなどに話してみましょう。医療ソーシャルワーカーに相談できないか聞いてみてもよいと思います。心理社会的な苦痛、スピリチュアルケアは切り離せない問題であり、総合的なケアを受けることが大切です。

（WITH医療福祉実践研究所がん・緩和ケア部　田村里子部長）

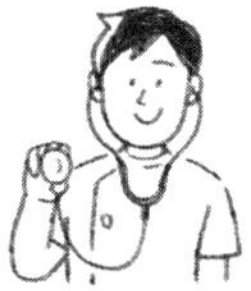

がんの患者さん・家族なら、最寄りのがん診療連携拠点病院の相談支援センターで、心理社会的、経済的な相談をすることが可能です。

最寄りの「がん診療連携拠点病院」がわかるサイト
https://hospdb.ganjoho.jp/kyoten/kyotensearch

医療ソーシャルワーカーとは

社会福祉の立場から患者さんやその家族の抱える心理社会的問題の解決、調整を支援する専門職です。患者さん、利用者の側に立って、自分の人生や生活課題について、納得した形で自己決定できるように支援します。

がんや心不全などを治療する急性期の病院や緩和ケア病棟の相談室のほとんどで、医療ソーシャルワーカーが患者さんや家族の支援をしています。最近では、在宅医療の現場で働く医療ソーシャルワーカーも増えています。

療養場所の選択や旅立ちの準備も心理社会的問題です

　進行がんの患者さんが「もう受ける治療がない」「体力的に治療の継続が難しい」という状態になったとき、あるいは、心不全、腎不全、脳血管疾患、認知症などで介護が必要な状態になったとき、どこで療養するかは、人生の最終段階を納得した形で過ごすためにも重要な問題です。

　近年、がん診療連携拠点病院などを中心に、患者さん自身が希望の療養先を選べるように支援しようという動きが広がってきてはいますが、本当は自宅へ帰りたいのに、療養場所を検討する機会を与えられないまま緩和ケア病棟や療養型の病院などに入院してしまうケースもあるのが現状です。本人が在宅療養を希望し、主たる介護者となる配偶者もその準備を進めようとしているのに、離れて住んでいる娘や息子が反対したり、親戚や友人などが科学的に効果の認められていない治療法を勧めてきたりすることもあります。療養場所について検討したい、ご本人はある程度決めているけど家族間で意見の食い違いがある

人生の最終段階の心理社会的苦痛の例

◇社会の中での役割の喪失…母親、父親、妻、夫、娘、息子、祖母、祖父としての役割を果たせない、仕事を続けられず悔しいなど
◇家族、医療者との関係がうまくいかない、怒りを感じる
◇療養場所、看取りの場所で家族間で意見の相違がある
◇未完の仕事がある　◇医療費や介護費を払えるか不安
◇死別後の家族の生活が心配
◇遺言、財産分与、葬儀、墓をどうするか

ときには、看護師や医師、かかっている病院の相談室の医療ソーシャルワーカーなどに相談してみる方法もあります。がん診療連携拠点病院にある相談支援センターでは、その病院にかかっていない患者さんや家族からの相談にも応じています。在宅療養を希望している患者さんが住み慣れた家へ帰ってリラックスすることで、体の痛みが和らいだり、気持ちが落ち着いたりする場合もあります。

さらに、遺族がもめないように遺言を書く、財産の一部を寄付する遺贈先を考えたい、医学の役に立つように「献体」をしたい、葬儀やお墓をどうするかなど、自分のやりたいことや気になっていることがあれば、身近な看護師などに相談し、医療ソーシャルワーカーを活用してみましょう。家族が本人を励ますつもりで「まだ先のことなんだから、葬儀のことなんか言わないで」などと先延ばしにしていると、本人の意向を聞けなくなる場合もあるので本人が希望したときに対応することが大切です。

（**田村里子部長**）

在宅緩和ケアができる医師を探すには

がんや心不全の人が最期まで自宅で過ごそうと考えているのなら、24時間３６５日体制で往診が可能で、在宅看取りや医療用麻薬の使用経験が豊富な在宅医を選ぶことが大切です。そういった在宅医を探す最も簡単な方法は、インターネットなどで最寄りの「在宅緩和ケア充実診療所」または、「在宅緩和ケア充実病院」を探すことです。ちなみに、「病院」とは入院ベッド数が20床以上の医療機関、「診療所」とは入院施設がない、あるいは19床以下の医療機関のことです。

在宅緩和ケア充実診療所・病院は、24時間３６５日体制で往診可能で、在宅看取りや緩和ケアの経験が豊富な医師がいるなど、左の表のような要件を満たすことになっています。そういった医療機関の中には、通院可能な患者さんを対象に、緩和ケア外来、相談外来を実施しているところもあります。在宅緩和ケアの経験豊富な在宅医がどこにいるのか、地域包括支援センターなどに問い合わせてみてもよいでしょう。

近隣に在宅緩和ケア充実診療所・病院がない場合は、「機能強化型・単独型」、あるいは「機能強化型・連携型」の「在宅療養支援診療所」か「在宅療養支援病院」を探してみましょう。機能強化型の在宅療養支援診療所・病院は、単独、あるいは複数の医療機関が連携することで3人以上の在宅医が勤務していて、緊急往診や在宅看取りの実績があるところです。がんの患者さんの在宅看取りが多いところなら、在宅緩和ケアもできる可能性が高いと考えられます。最寄りの在宅療養支援病院・診療所は、日本医師会の地域医療情報システムで検索できます。

（佐々木淳医師）

日本医師会・地域医療情報システム
https://jmap.jp/facilities/search
・在宅療養支援診療所１が「機能強化型・単独型」
・在宅療養支援診療所２が「機能強化型・連携型」
・在宅療養支援病院１が「機能強化型・単独型」
・在宅療養支援病院２が「機能強化型・連携型」

在宅緩和ケア充実診療所・病院は、下記の①～⑥の条件を満たしている医療機関
①機能強化型の在宅療養支援診療所または在宅療養支援病院。
②過去1年間の緊急往診の実績が15件以上かつ在宅での看取りの実績が20件以上。
③緩和ケア病棟または在宅での1年間の看取り実績が10件以上の保険医療機関で３ヶ月以上の勤務歴がある常勤の医師がいる。
④末期のがん患者であって、鎮痛剤の経口投与では疼痛が改善しないものに、患者が自ら注射によりオピオイド系鎮痛薬（医療用麻薬）の注入を行う鎮痛療法を実施した実績が過去１年間に2件以上ある。
⑤所定の緩和ケア研修を修了している常勤の医師がいる。
⑥過去1年間の看取り実績および十分な緩和ケアが受けられることなどを患者に対して情報提供している。

在宅緩和ケアで亡くなる直前まで食事や歩行が可能に

東京都内の病院で2020年1月に末期の肺がんと診断された82歳のSさんは、高齢であることもあって抗がん剤治療は受けずに、さまざまな苦痛を軽減する緩和ケアのみ受けることになりました。のみ薬の医療用麻薬で背中の痛みは和らぎ、近くのスーパーへ買い物に行くなど家事はそれまで通り続けていました。Sさんは、80代の夫と会社員の息子(45)の3人家族で、通院が難しくなった4月半ば、在宅医療を選択。病院から在宅緩和ケア充実診療所、医療法人社団のパリアンクリニック川越の川越厚医師を紹介され、訪問診療週1回、訪問看護週3回の在宅緩和ケアがスタートしました。

6月末のことです。仕事が休みだった息子さんが昼寝をしている間にSさんが外出し、夕方になっても帰宅しませんでした。あちこち探しても見つからず、家族があきらめかけた夜10時頃に帰宅。本人に聞いてもどこへ行ったのかわからず、薬を飲んでもいなかったので息苦しさと痛みは増したようでした。7月初旬には、夜中に台所に立ってぶつぶつぶやき続けて話が通じず、薬が飲めない状態に。そこで、息子さんが川越厚医師に相談したところ、医療用麻薬の投与を持続皮下注射に切り替えることになりました。持続皮下注射を使えば、医師が決めた量の医療用麻薬が持続的に投与されます。痛みが強くなったときにはボタンを押せば薬が追加できます。その後はロックがかかり、一定時間追加投与ができないようになっています。そのとき、「残された時間は少ないかも」と告げられたため、息子さんは介護休暇を取得。Sさんは、皮下注射にしたら息苦しさが治まり、普通に会話や食事ができるようになりました。料理を作ったり皿洗いをしたりし、タバコも吸っていたといいます。

しかし、肺がんによる息苦しさと痛みは次第に激しくなり、持続皮下注射を複数本使っても息苦しさが治まらない状態に。そこで8月後半に、鎖骨の辺りに、「中心静脈ポート」と呼ばれる管を留置する日帰り手術を受け、その管から医療用麻薬を持続投与するようになりました。

「おそらく、日本で最も大量の医療用麻薬を使った例です。医療用麻薬をうまく使えば、持続鎮静をしなくても息苦しさや強い痛みが軽減できるのです。在宅緩和ケアは文字通り、在宅で患者さんの苦痛を緩和する総合的なケアです。患者さんの意思、家族の理解、在宅ケアを提供する医療・介護サービスの存在、これらが揃ったとき、理想的な在宅緩和ケアが実現します」

（川越厚医師）

Sさんは、11月半ば頃から起床時に息苦しさが増し、頻繁に薬の追加投与をするようになりましたが、治まればいつものように台所に立って家事をしていました。しかし、12月初旬の午前中、激しいけいれんが起こって話ができない状態になり、その翌日、帰らぬ人となりました。享年83歳。けいれんが起こるその日の朝まで、息子さんが付き添いながらも歩いてトイレへ行き、量は減っていたものの食事も口にし、会話もできていたそうです。

「在宅死」を希望するなら早めに在宅緩和ケアへの移行を

一方、在宅医療の体制が整う前に容態が悪化し、在宅死が叶わなかった例もあります。70歳のHさんは、胃がんで手術を受けましたが、その後、肺と肝臓に転移が見つかり抗がん剤治療を受けたものの、主治医に「これ以上治療は難しい」と告げられました。Hさんは、日頃から「最期は家で死にたい」と話していましたが、家族が付き添えば通院できる状態だったので病院の緩和ケア外来を利用し、のみ薬の医療用麻薬を服用していました。

Hさんは、息苦しさが増し、やせて体力が落ちて家族が付き添っても通院が難しくなったぎりぎりの時点で、近くの在宅緩和ケア充実診療所に訪問診療を依頼し、在宅緩和ケアを開始。ところが、次の日の夕方、急に容態が悪化し立ち上がれなくなりました。慌てた家族が救急車を呼び、病院に入院することになったのです。在宅医にも訪問看護師とも関係性が築けないまま、結局、Hさんはその1週間後、病院で息を引き取りました。

本人が強く希望すれば在宅緩和ケアへの道は開ける

病院の医師など医療従事者が在宅医療への移行にブレーキをかける例もあります。

50代の女性、Yさんは、ステージ4の大腸がんで腸閉塞を起こして入院中でしたが、自宅での在宅緩和ケアを希望していました。ところがYさんはひとり暮らしで、近所に住む弟夫婦はYさんが自宅へ帰ることに猛反対。そのうえ、腸閉塞の治療のためにイレウス管という管が腸に入っていて食事ができなかったため、「家へ帰るのは難しい」と主治医に言われ落ち込んでいました。しかし、その病院の緩和ケア医に相談したところ、イレウス管が本当に必要なのかという話になり、再度検討した結果、イレウス管を抜いて家へ帰れることに。退院前に、病院の医療チームと在宅医、Yさんも参加して「退院カンファレンス（会議）」が開かれ、スムーズに在宅緩和ケアへの移行が進みました。

訪問看護が在宅緩和ケアを支える
～看護師への頼り方

住み慣れた自宅で最期まで暮らしたいと考えている人が、不安が少なく在宅療養生活を送るためにぜひ利用したいのが訪問看護です。看護師などが病気や障害のある人の自宅を訪問して、医師の指示のもと医療処置をしたり、服薬管理や心のケア、体調や栄養状態のチェック、療養環境を整えるサポートをしたり、飲み込みや体のリハビリテーションなどを提供します。子どもから高齢者まで、訪問看護が必要であれば、医療保険か介護保険で定期的に利用でき、訪問診療と車の両輪のように在宅医療を支えます。

訪問診療は通院ができなくなったときにしか利用できないのに対し、訪問看護は、病院へ通院している人でも必要に応じて活用できるのが利点です。

「特にがんの患者さんは、亡くなる直前まで通院できるくらい体力が保たれていることが多いので、抗がん剤治療や緩和ケアのために通院しているときから定期的に訪問看護を利用しておくとスムーズに在宅緩和ケアに移行できます。訪問看護では、最終的な療養場所

在宅緩和ケアに必要な器具・手技

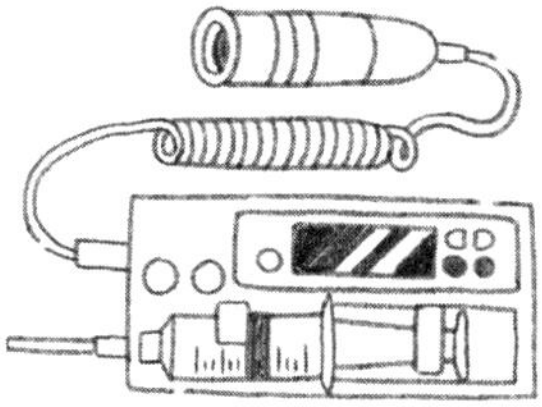

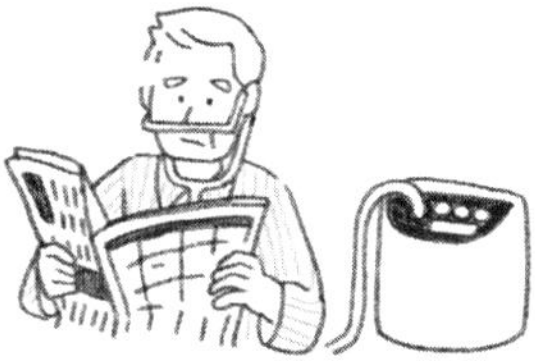

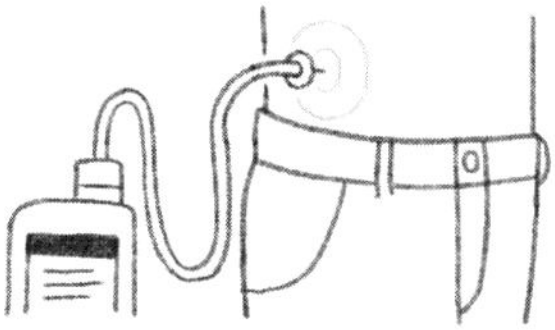

持続皮下注射は腹部などの皮膚の下に注射針を埋め込み、持続的に医療用麻薬などを投与する方法です。PCA（自己調節鎮痛法）ポンプ（左上）で、薬の量を調節し、ボタンひとつで追加投与ができます。PCAポンプや在宅酸素医療用機器（右）などを使うときには、看護師などが使い方を説明してくれます。

や人生の最終段階にどういうケアを受けたいか自己決定できるようなサポート、健康管理の仕方や災害時の備えもアドバイスしています」。東京都訪問看護ステーション協会会長で訪問看護ステーションみけ所長の椎名美恵子看護師は、そう解説します。

　最期まで家で過ごしたいと考えているなら、24時間365日体制で常勤の看護師が7人以上おり、在宅看取りの経験も豊富な「機能強化型」の訪問看護ステーションに訪問看護を依頼しましょう。地域包括支援センターや病院の地域連携室や相談室などに問い合わせれば、最寄りの機能強化型訪問ステーションがどこにあるかわかります。

病院（緩和ケア病棟）での緩和ケア

緩和ケア病棟は、体や心のつらさを和らげる緩和ケアの提供に特化した病棟です。ホスピスと呼ばれることもあります。入院できるのは、がんやＨＩＶ（ヒト免疫不全ウイルス感染症）／エイズで進行を抑える治療が困難になった、あるいは、がんの進行を抑える治療を希望しない患者さんです。緩和ケア医、精神腫瘍医、看護師、臨床心理士、薬剤師、医療ソーシャルワーカー、栄養士、理学療法士、作業療法士、言語聴覚士などの多職種が連携してケアを提供します。臨床宗教師（チャプレン）やビハーラ僧（仏教の僧侶）が常駐しているところもあります。

緩和ケア病棟の病室は個室が多く、キッチンや談話室、家族が宿泊できる部屋などを備えています。緩和ケア病棟と在宅緩和ケアに大きな違いはありません。ＣＴなどの検査や、神経を遮断することで痛みを和らげる「神経ブロック」などの特殊な治療は在宅では難しいですが、必要な場合には、検査や治療を行った後に在宅に戻ることも可能です。

最も大きな違いは、緩和ケア病棟では24時間医療者がそばにいること、同居の家族に介護負担がかからないことです。ただ、在宅介護の負担を減らす方法がありますし、実際には、医療者が四六時中ケアする必要はありません。これからどのようなことが起こって、どういう対応をすればよいのか、患者さんや家族がわかっていれば不安も和らぎます。

緩和ケア病棟では、個室を利用すればある程度自由に過ごすことはできますが、看護師などの医療スタッフが頻繁に出入りし、病院内のルールに従う必要があります。緩和ケア病棟を含め入院は団体行動、在宅療養は個人行動のようなものと考えるとわかりやすいでしょう。緩和ケア病棟に一時的に入院して体と心のつらさを軽減し自宅へ帰る患者さんもいますし、在宅療養を続けてあと数日程度とみられる段階で緩和ケア病棟に入院を希望する患者さんもおり、活用の仕方はさまざまです。

（**松本禎久医師**）

緩和ケアで体の痛みはどの程度とれますか？

WHO方式の疼痛治療法（85ページ参照）に沿った治療によって、がんで痛みのある患者さんでも80％以上の人は痛みから解放されるとされています。医療用麻薬は魔法の薬ではないので、それを使ったからといって痛みがゼロにならないこともありますが、痛みを我慢せずに眠ったり動いたりできるくらいまでは改善できると考えてください。

どのような痛みがあるのか、その強さや感じ方は人によって異なるので、薬の種類や量は、患者さんに合わせて調整します。痛みの種類や強さは、患者さんご本人にしかわかりません。痛みを十分に和らげるには、患者さん自身がどのようなときにどこがどのように痛むのか、その痛みはどのくらい強いのか、眠れているのか、痛み止めを使ったら改善するのか、副作用で困っていることはないか、といったことを、できる限り自分の言葉で医師や看護師に伝えることが大切です。ひとつの薬で効果がみられない場合には、他の薬に変更したり、複数の薬を組み合わせたりすることで痛みが軽減します。痛みや息苦しさ、つらい症状があったら我慢せずに、医師や看護師などに伝えましょう。

どうしても抑えられない苦痛に鎮静薬を使う場合も

さまざまな対処を行ってもコントロールできないような苦痛があり、死が数時間から数日に迫っていると考えられる場合には、鎮静薬を用いて意識レベルを下げ、眠っている時間を長くすることもあります。セデーション（鎮静）とも呼ばれる方法です。日本緩和医療学会が、鎮静を行うべきかどうか判断するための考え方の手引きを出していますが、実際に行うかどうかは、医療機関や医師によって考え方に差があります。

適切な緩和ケアによって、がんや心不全などの患者さんの多くは、亡くなる1〜2日前には自然に意識が低下して眠っている時間が長くなり穏やかに旅立つことができます。どうしても耐え難い苦痛があるときに鎮静を行うのかどうかは、自分で身の回りのことができるくらい元気なうちに患者本人の希望を聞き、患者さんと家族で話し合っておくとよいでしょう。もちろん、安易な鎮静は行うべきではなく、本当に、患者さんに適応できるさまざまな治療やケアをしっかり行ったうえでも痛みやつらさを抑えられず、死が差し迫っていると考えられる時期に限定すべき治療法です。

（松本禎久医師）

がんの痛みは強いと聞くけど、在宅で本当に大丈夫？

もちろん大丈夫です。むしろ、自宅へ帰って自由に過ごせることの精神的な効果なのか、病院にいたときよりも医療用麻薬の量を減らせる患者さんもいるくらいです。

また、がんの痛みはかなりつらいというイメージがあるかもしれませんが、病気が進行してもそれほど痛みが強く出ない人もいます。2割くらいの患者さんは、末期になっても医療用麻薬は必要ありません。たとえ、かなり強い痛みや息苦しさなどがあっても、緩和ケアの知識と経験のある在宅医や看護師などによるケアを受ければ、自宅で生活できますし、穏やかな最期を迎えることが可能です。

特に、がんの患者さんに対する痛みの軽減については、在宅看取りの実績のある在宅医や訪問看護師の多くが、そのケアの仕方に関する知識や経験を持っていると考えてよいと思います。痛みやつらさは我慢せずに、在宅医や訪問看護師などに伝えるようにしましょう。

（佐々木淳医師）

緩和ケアはがん末期にしか受けられないのですか?

そんなことはありません。確かに、終末期のがん患者さんを中心に緩和ケアが提供されていた時代もありました。しかし、現在では、「早期からの緩和ケア」の重要性が強調され、告知された段階から、進行度やがんの種類に関係なく、がんの治療と並行して必要に応じて緩和ケアが受けられるようになっています。

進行肺がんの患者さんを対象にした米国の研究では、標準的ながん治療と並行して、診断されたときから定期的に緩和ケアを受けていた患者さんのほうが、緩和ケアを受けていない患者さんたちより生活の質が高く、うつ症状が少なかったという結果が出ています。

また、緩和ケアは、がんに限らず、心不全など痛みやつらさを生じるさまざまな命を脅かす病気の患者さんとその家族にも提供されるべきものです。まだ病院や地域によって差はあるものの、がん以外の病気に対する緩和ケアも徐々に広がってきています。

(松本禎久医師)

モルヒネや医療用麻薬を使うのが不安なんですが……

モルヒネや医療用麻薬に対して、「中毒になるのではないか」「死期を早めるのではないか」と心配し、「最後の手段」というイメージを持っている患者さんは少なくありません。中には、「うちの親にモルヒネを使うなんて安楽死させる気か」と怒り出す家族もいるくらいです。

しかし、モルヒネなどの医療用麻薬を使ったからといって、死期が早まったり中毒になったりすることはありません。「安楽死させる薬」や「最後の手段」というのも誤解です。早期がんの痛みの治療にも使いますし、命にはかかわらない帯状疱疹による神経痛にも非常に効果の高い薬です。米国の在宅ホスピスチームががんの痛みを軽減するために435人の患者さんに投与したモルヒネの量と生存期間を分析した結果では、むしろ、モルヒネの投与量の多かった人たちのほうが長く生きたとの結果が出ています。命を縮める薬ではないですし、痛みを軽減して残された人生を有意義に過ごすために必要な薬なのです。

医療用麻薬消費量（モルヒネ、フェンタニル、オキシコドンの合計を国民100万人1日当たりモルヒネ消費量で換算、2013〜15年 3年間の平均）

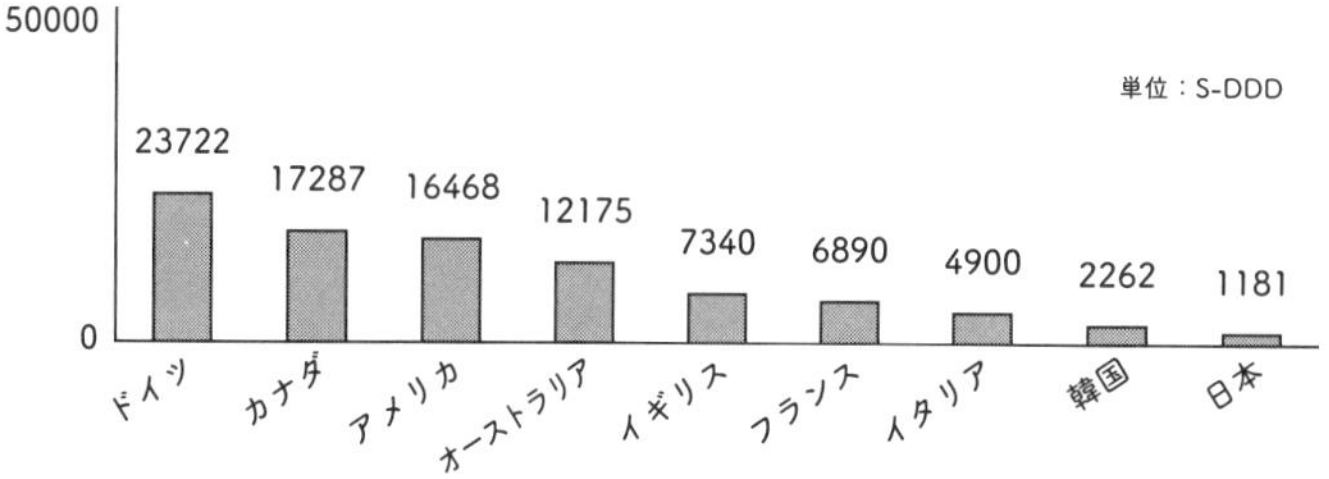

出典：国際麻薬統制委員会（INCB）の統計より

痛みの治療に使う「医療用麻薬」は依存症とは無縁

身体的な痛みの軽減には、モルヒネ以外にもさまざまな医療用麻薬を使います。「麻薬」と聞くと依存症や犯罪を連想しがちですが、痛みのない健康な人が麻薬を使うと脳の中で「ドパミン」という快楽物質が働き、短期間で中毒症状が出て、薬が切れると不快な症状が出るようになります。ところが、これまでの研究の結果、痛みのある人に医師の指示に従って適切に医療用麻薬を使ったときには、このドパミンは働かず、麻薬中毒になる心配はほとんどないことがわかっています。日本では、欧米に比べて医療用麻薬の使用量が少なく、痛みを軽減する緩和ケアが適切に実施されていない恐れがあります。医療用麻薬は体の痛みや息苦しさを減らすために不可欠な薬であることを知っていただきたいと思います。

（**長尾クリニック院長　長尾和宏医師**）

息苦しさや痰にも自宅で対応できるものですか？

息苦しさや痰にも在宅医療で対応できます。慢性呼吸不全や慢性心不全、間質性肺炎などで肺に取り込める酸素の量が低下し、息苦しい状態になっている患者さんには、必要に応じて在宅酸素療法を行います。在宅酸素療法は、病状が安定しているものの、酸素が体に取り込めない患者さんのための治療法です。専用器具は持ち運びもできるので、在宅酸素療法を受けたままの外出も可能です。

ただ、息苦しいからといって、単に酸素を供給すればいいというものではありません。肺がんや他のがんの肺への転移などによる息苦しさには、実は、医療用麻薬のモルヒネの投与が効果的です。ステロイドや安定剤を併用することもあります。モルヒネがよく効くと、酸素療法の機器を装着したまま病院から退院してきた患者さんへの酸素投与が必要なくなることも少なくありません。

そもそも、在宅酸素療法で健康保険の対象になるのは、慢性呼吸不全、慢性心不全などで、酸素飽和度（肺の中にどのくらい酸素が取り込まれるかをみる数値）が90以下の人です。酸素飽和度は、クリップのようなものを指に挟んで動脈の中への酸素の取り込み度を調べるパルスオキシメーターという機器で測ります。

痰は不要な点滴の副産物である可能性も

在宅酸素療法をしたからといって生きられる期間が長くなるわけではありませんし、肺がんなどの息苦しさは改善されないことも少なくありません。息苦しさを改善する方法は酸素吸入だけではないことを知っておいていただければと思います。

痰が出る方については去痰薬などを用います。ただし、不要な点滴をしなければ、終末期を迎えたがんや心不全などの患者さんが痰に苦しめられることはほとんどありません。痰も不要な点滴の副産物なのです。

一方、終末期の患者さんの在宅医療の話ではありませんが、神経難病などで人工呼吸器をつけている方の痰の吸引は在宅でももちろん可能です。痰の吸引は訪問看護師や訓練を受けたヘルパー、家族が実施します。

要するに、痰などへの対処も在宅医療でできると考えてください。

（長尾和宏医師）

枯れ木のように自然に身を任せたいのですが

最期まで自宅で過ごす「在宅看取り」なら、枯れ木のように自然に身を任せることが実現できる可能性があります。

人は誰でも、人生が終わりに近づくに従って、木々が枯れていくように体の中の水分量が徐々に減っていきます。これまで老若男女、がん、心不全、肝不全、老衰など多くの患者さんを在宅で看取ってきましたが、枯れ木のように自然に身を任せることこそが、痛みやつらさを最小限に抑えて残された時間を過ごすことにつながると実感しています。

残念ながら、ほとんどの病院では過剰な点滴が投与され、多くの患者さんが水の中で溺れているような状態になっています。しかし、がん、心不全などの病気、老衰でも同じですが、終末期にさしかかった患者さんに対する点滴は、むくみや胸水、腹水の原因になり、かえって苦痛を与えてしまう原因になりかねないことを知っておいてください。もしも点滴をするなら、２００cc程度など最小限に抑えるべきです。

胸水は胸、腹水はお腹に必要以上に水がたまることです。胸水がたまると肺や心臓が圧迫されて息苦しく胸が痛むこともあります。腹水がたまるとやはり息苦しくなったり、胃が圧迫されて食欲が低下したり吐き気がしたりします。

枯れ木のようになる脱水が緩和ケアの基本

病院、あるいは在宅医療の現場でも、胸水や腹水がたまるとそれを抜こうとする医師が多いのですが、胸水や腹水を抜くと、生命維持に必要なアルブミンなどのタンパク質まで失われ、患者さんのつらさが増してしまいます。胸水や腹水がたまったら利尿剤の内服薬や注射薬を使い、尿として排出されるまで待つことが大切です。何もしないで「待つ」「様子をみる」というのは意外と難しく、現代医療の苦手なところですが、がん性腹膜炎などによる腹水でお腹がパンパンに膨れ上がって自宅へ戻ってきた患者さんでも、利尿剤を投与して水分を制限すると徐々に腹水が引いて楽になります。

若い人でも高齢者でも、終末期に差しかかったら、枯れ木のようになる「脱水」は悪いことではなくよいことです。脱水になると体が省エネモードになり、心臓や肺にも負担がかかりにくくなります。脱水こそが、苦痛を軽減する緩和ケアの基本なのです。（長尾和宏医師）

在宅で痛みなどのコントロールができなくなった場合は、どうなりますか？

病気に応じてさまざまなパターンがありますが、多くの場合は医療上や生活上の問題があっても、最期まで在宅で過ごすことが可能です。

ただし、現実的にはどうしても痛みのコントロールなどが難しく、入院や施設を希望する人もいます。在宅でどうしても解決できない問題が起きた場合は、在宅医や訪問看護師、ケアマネジャーなどによる多職種でのカンファレンスを行って、本人の希望を尊重したうえで対応を検討します。もしも在宅で過ごすことが難しくなった場合はどうすればよいのかは、地域によって利用できる医療資源などが異なるため、一概にはいえません。しかし、例えば肺炎になったとしたら入院するか在宅で治療するか、あるいは褥瘡《じょくそう》ができたら在宅でできる範囲の治療を希望するのかなど、病状に何らかの変化があったタイミングで医療者から確認が入るはずです。その際には本人がきちんと意思を表明し、周囲がそれを尊重することが重要だと思います。

（いまいホームケアクリニック院長　今井浩平医師）

在宅でコントロールができなくなった場合

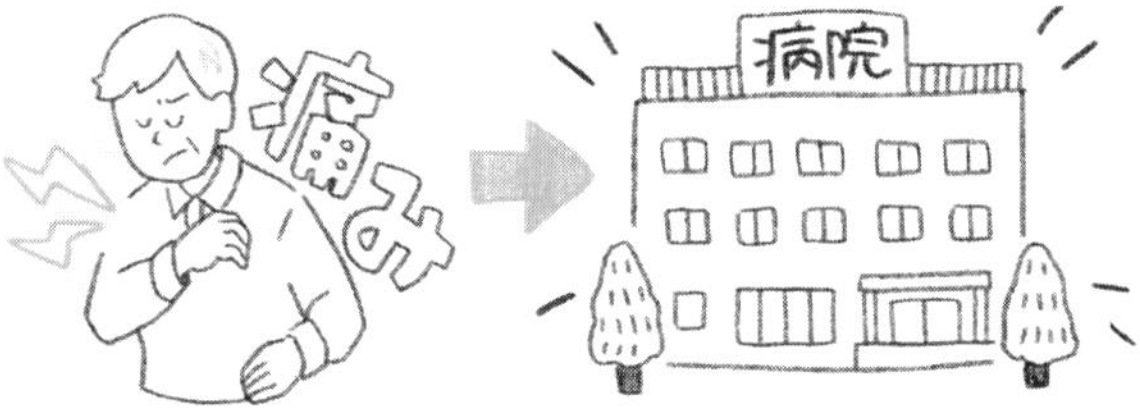

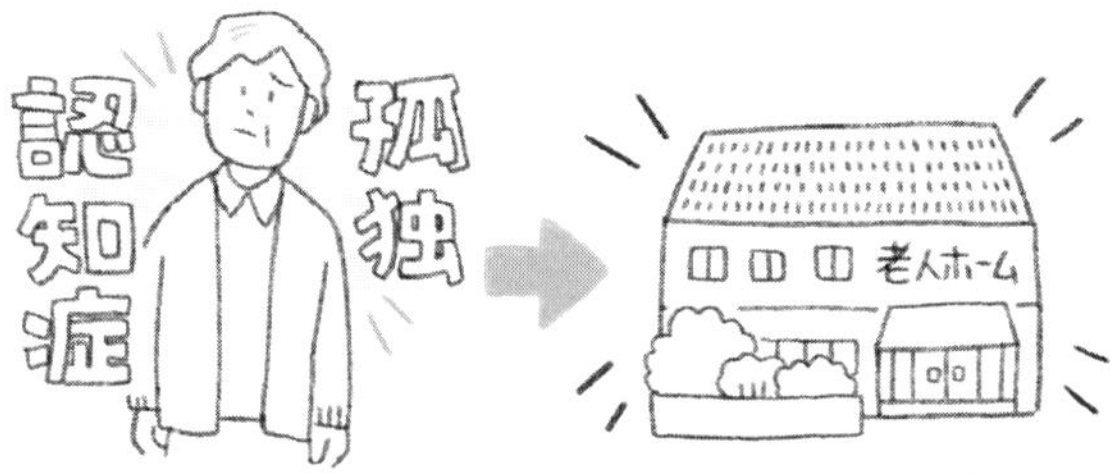

認知症になったり孤独を感じたら施設、痛みが強ければ入院の選択肢もある。

がんの痛みなら病院、認知症や孤独感なら施設入所という選択肢も

多くの場合は在宅でのコントロールが可能ですが、例外としてがんの痛みなどが強くなり、在宅でコントロールすることが難しくなった場合は入院がよいこともあるでしょう。この他、認知症でせん妄がひどくなったとき、あるいは独居の場合で、精神的に孤独に耐えられなくなったなどの理由で施設入所を選ぶ人もいます。いずれにしても本人の意思や希望を最大限尊重すべきであることに変わりはありません。

（今井浩平医師）

在宅療養中にしてはいけないことはありますか？

自分の家ですから、やってはいけないことはありません。自由に自分のやりたいことをやって過ごせるのが在宅療養の最大の利点です。極端なことをいえば、在宅医も、「今日は会いたくない」と患者さんに言われたら家に入ることもできません。

病院では就寝時間や起床時間が決まっていますが、家では何時に起きて何時に寝ても自由です。夜更かししても寝坊してもいいわけです。

病院ではひとりの患者さんとして扱われますが、自分の家では生活者であり、お母さん、お父さん、おばあちゃん、おじいちゃん、息子や娘だったり、夫や妻だったり、さまざまな顔や役割を持っています。近所の人、仕事関係の人や友人とのつながりもあるかもしれません。病院では、面会時間が決まっていたり、感染症対策で面会が制限されたりしていますが、家では会いたい人に会ったりペットと過ごしたりするのも自由です。急に容態が変化することもあるので、会っておきたい人、関係性を修復しておきたい人がいるなら、ある程度、自由に話ができるうちに会っておくとよいでしょう。

優先順位をつけて自分のやりたいことを

自宅では、お酒を飲んだりタバコを吸ったりすることも可能です。在宅医療の目的は、利用者を1分1秒でも長く生かすことではなく、残された時間を本人と家族が納得して過ごせるようにサポートするためのものです。今まで飲酒や喫煙をしてきた人が、人生の最終段階にさしかかったときに、それを止めなければいけない理由はないわけです。ただし、ふらふらになるまでアルコールを飲んで転倒し、骨折などしたら、家にいられなくなったり痛みが増したりするので、深酒はお勧めしません。

残された時間が少ないのであれば、自分で優先順位をつけて本当にやりたいことをやりましょう。最後の仕事と決めたコンピュータソフトのプログラミングを、亡くなる2日前に完成させたプログラマーもいますし、思い出の地への海外旅行をしたり、家族や友人へ宛てた手紙を書いたりする人もいます。無理だと思っていることも実現できるかもしれませんので、やりたいことがあったら、あきらめずに訪問看護師や在宅医、ケアマネジャーなどに伝えてみましょう。

（佐々木淳医師）

家族はどの程度のことをしなければならないのでしょうか？

ひとり暮らしの人でも在宅看取りができるくらいですから、ご本人が身の回りのことができなくなったときに、同居している家族が介助をほとんど何もしないということも可能です。例えば、ご本人が「家族には排泄関連の世話は絶対にしてほしくない」と希望される場合もあります。そんなときは、介護保険を使って、食事や排泄、入浴などの介助をする「身体介護」は、すべて訪問介護士（ホームヘルパー）に依頼すればよいのです。排泄の介助などの身体介護を家族がする場合でも、腰を痛めたり介護疲れになったりしないように、介護保険のサービスを活用しましょう。

介護保険で使える訪問介護サービスには、身体介護の他に、掃除や洗濯、買い物、食事の準備、調理などをする「生活援助」があります。生活援助は、利用者の家族などが障害や病気、高齢で筋力が低下している、家族が介護疲れで共倒れになる恐れがある場合に、利用できる介護サービスです。家族が仕事で不在のときに行わなくては支障がある生活援助についても、介護保険で利用できます。

話し相手になり、無理せずできる範囲でサポートを

つまり、現役世代で健康な同居の家族がいる場合には、掃除や洗濯、買い物、食事の準備などの生活援助は、家族がする必要があるということです。介護保険を使って訪問介護士に家事を手伝ってもらっている場合でも、介護保険認定を受けていない同居家族の洗濯や食事の準備は、訪問介護士に頼むことはできないので注意しましょう。

ご本人が認知症だったり、眠っている時間が長くなったりしたときには、必要に応じて、薬の管理や坐薬の挿入、医療用麻薬の調節などを家族がする場合もあります。もともとの関係性にもよりますが、つらい思いをしている本人の話に耳を傾けたり思い出話をしたりするのは家族の大事な役割です。また、いつもと様子が異なるときに、それを訪問看護師や訪問診療医に伝えるのは普段の状態を知っている家族などにしかできないことです。無理は禁物ですが、排泄のお世話なども含めて、自分のできる範囲で、人生の最終段階にさしかかっている配偶者や親、祖父母、子どもなどのサポートをすることで、納得感や満足感を得られる家族も多いようです。

（**椎名美恵子看護師**）

ケアマネ
372人に
聞きました

緩和ケアの現実①
家庭でのケアのコツについて

Q 在宅緩和ケアを受けている人を担当したことは？

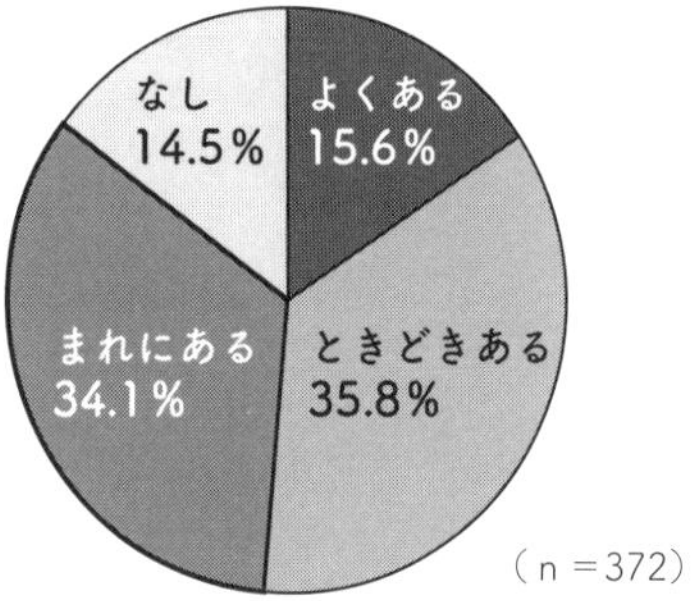

在宅の緩和ケアは医療職との連携が大切

回答者の8割超が、在宅で緩和ケアを受けている方を担当したことがあるという結果。住み慣れた場所における身体・気持ちのつらさを和らげる医療やケアが、広く普及していることがわかります。「在宅緩和ケアがうまくいくコツは？」という問いに対しては、多くの方が「医療職との連携」と答えました。その橋渡し役として、ケアマネの力も発揮する場面です。自宅で緩和ケアを受けたい場合、主治医はもちろん、親身になってくれる医療・介護従事者に相談してみましょう。

Q

ケアマネの立場から見て、在宅緩和ケアがうまくいくコツは何だと思いますか？①

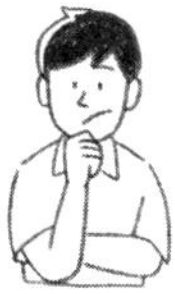

家族の覚悟が必要。痛みがある程度緩和できても、呼吸苦であったり、食事ができず弱っていくさまに、家人が耐えられず、再入院に至ったケースがあった。親類等も意思統一が必要、本人、家人の看取りの意向を揺るがせない。（よっぱらい）

在宅医の痛みや倦怠感等の緩和ケアの技術。 医師と訪問看護師、ケアマネジャー等との連携がうまく機能すること。心理的に本人と家族を支えること。（匿名希望）

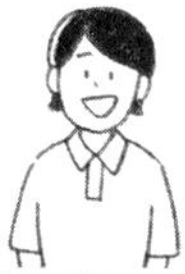

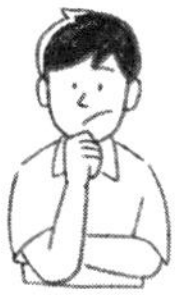

医師と患者様との橋渡しを十分する。痛みの緩和はもちろんですが、どう生きたいか？ 医師と連携をとり、家族との外食や映画鑑賞などを勧める。 終末期なので何もできないではなくて、やりたいことは可能な限り援助をする。

（パワフルケアマネ）

医療・福祉関係者以外、つまり家族等の緩和ケアに関する意識がどうであるかが重要と思います。どうしても専門職でない場合は、「もっとよい方法がないのか？」「本当にこのケアが最善の選択なのか？」という点で、心理的に大いに揺らぐ方が多いので、家族等の方々が理性的・合理的に考えられる（冷めた感情などということでは決してなく）ことがうまくいくポイントと思います。（匿名希望）

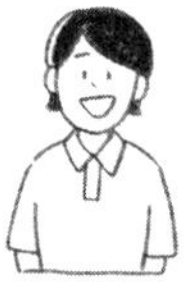

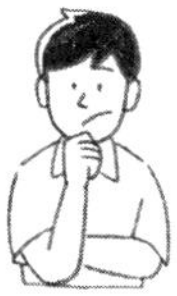

（病状によっては入院がよいこともあり、すべてのケースで在宅がよいとはいえませんが）優れた在宅医、訪問看護師がいてつらい諸症状をコントロールできること。本人家族が病状を理解していること。医療、介護、本人家族のコミュニケーションがよくACP的な素地がなされること。在宅困難時のバックアップベッドがあり安心できること。（匿名希望）

ケアマネ
372人に
聞きました

緩和ケアの現実②
痛みのコントロールについて

Q 在宅緩和ケアにより痛みのコントロールがうまくいっていた人は何割くらいいましたか？

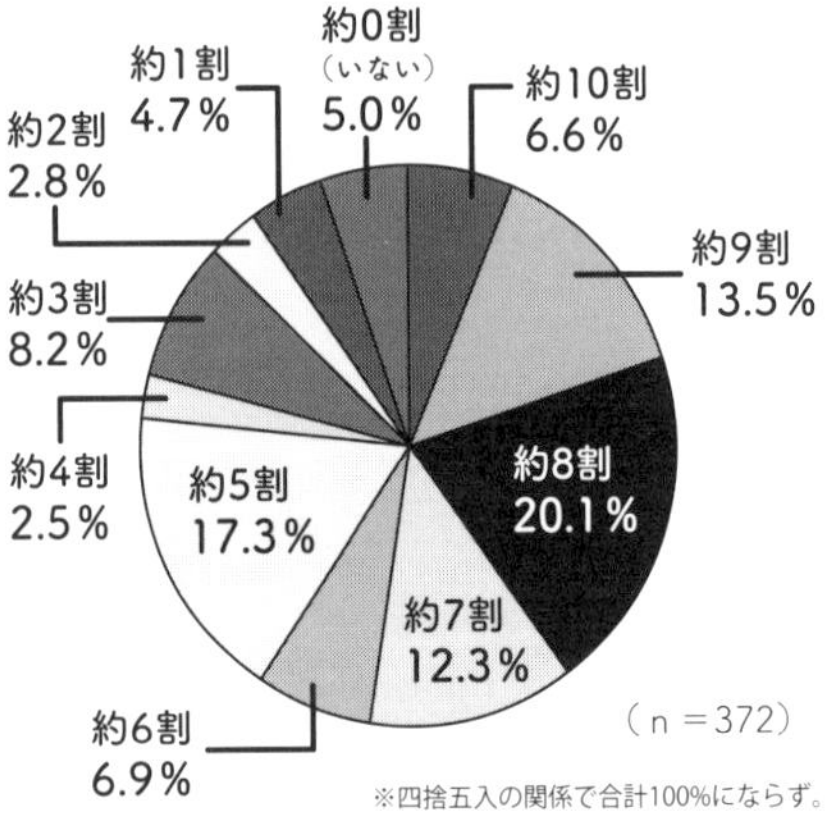

※四捨五入の関係で合計100%にならず。

多くの家庭で在宅緩和ケアは効果を発揮している

専門の医師や医療スタッフがケアに当たることで、場所を問わず緩和ケアは効果を発揮しています。それを実感しているケアマネは多いことがわかりました。一方、専門職は医療的なケアを提供することはできますが、本人の苦しみや悩みを聞いたり、気持ちの面で支えることができるのは家族や親類、友人といった存在。本人が言いたいことを言える、その言葉を受け止められる環境作りも、在宅緩和ケアでは大切なポイントです。

Q

ケアマネの立場から見て、在宅緩和ケアがうまくいくコツは何だと思いますか？②

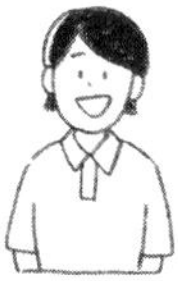

主治医（訪問診療）が本人と家族で終末期のイメージを共有し、サービス担当者に伝えてくれる。（匿名希望）

訪問看護や医療・介護の連携と、ご家族や在宅医とのチームケアではないかと思う。ご本人の意思を早い段階で知ることも大事で、家族の気持ちにも寄り添えるように、亡くなった後のカンファレンスなども重要と考えている。（匿名希望）

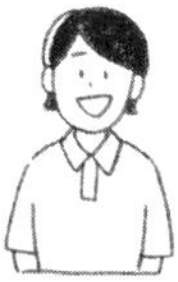

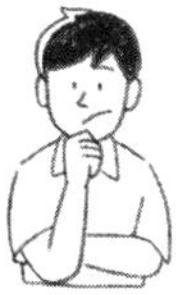

薬が合っていることが一番ですが、家族関係や連携機関との連携がスムーズにいっていると気持ちが和むと思われます。（匿名希望）

訪問診療、訪問看護と連携し、痛みのコントロールを行い、本人の状態の把握に努めること。（匿名希望）

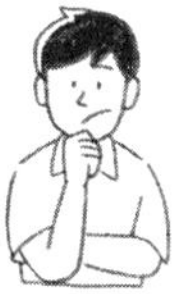

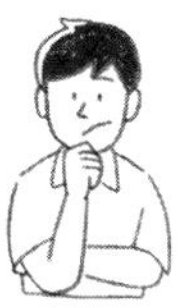

私の所属する法人自体が在宅緩和に特化している事業所なので、医師や看護師、そして、バックベッド等体制を整えやすいから、うまくいきやすいと思う。（匿名希望）

Column

緩和ケア病棟に入院しても在宅より生存期間が長くなるわけではない

病院ベースの緩和ケアを受けた1582人と、在宅緩和ケアを受けた487人の生存期間を比較する多施設の共同研究が、日本で行われたことがあります。主治医が、その患者さんが共通の指標を使って、あとどのくらい生きられそうか予測し、数日（予後0～13日）グループ、数週間（14～55日）グループ、数ヶ月（55日超）グループに分けて実際の生存期間を比較しました。その結果、あと数日と予測されたグループでは、在宅緩和ケアを受けた患者さんのほうが、わずかに生存期間が長いという結果に。あと数週間か数ヶ月と予測されたグループでは差がありませんでした。

この研究結果から、病院に入院したからといって長く生きられるようになるわけではないことが示唆されます。病院でケアを受けた患者さんのほうが、点滴などによる水分補給と抗生物質の投与がなされていましたが、それは命を延ばすことにはつながらず、必要のない処置だったのではないかと分析されています。

（松本禎久医師）

パート 3

希望する形で死にたい

人生の最終段階の考え方
最期をイメージしておく

高齢多死社会において、人生の最期を病院ではなく在宅や施設など自分自身の望む場所で過ごしたいというニーズが高まっています。一方でそうした願いを叶えるためには、自分自身の最期についてあらかじめイメージを持っておくことが大切です。

厚生労働省の調査によれば、人生の最終段階における医療・療養について考えたことがある人は約6割に上りました。また、死が近づいたときに受けたい医療と受けたくない医療について、家族と話し合ったことがある人は約4割となっています。意思表示の書面をあらかじめ作っておくことに賛成する割合も6割を超えていました。

一方で、実際に書面を作成している人は、書面作成に賛成する人のうち1割未満でした。このように人生の最期について考えることの重要性は多くの人が理解しているものの、実際に行動に移している人は少ないのが現状です。

人生の最終段階に関心はあるものの行動している人は1割未満

人生の最終段階における医療に関する関心

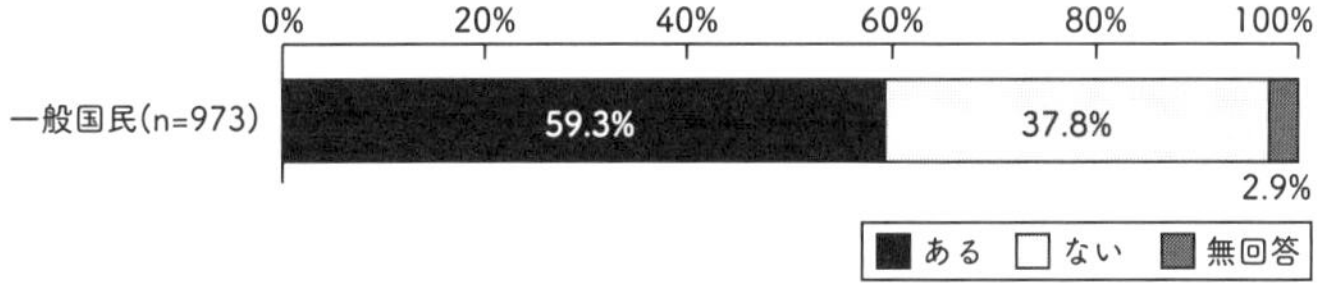

事前指示書を作成しておくことについて

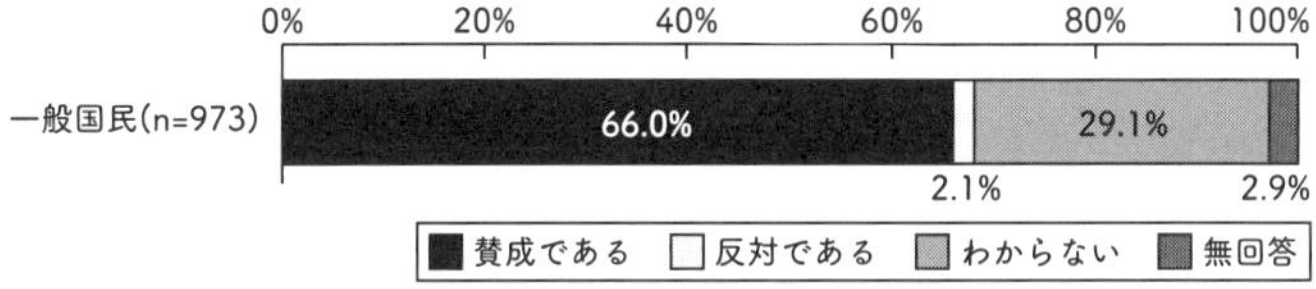

意思表示の書面作成状況

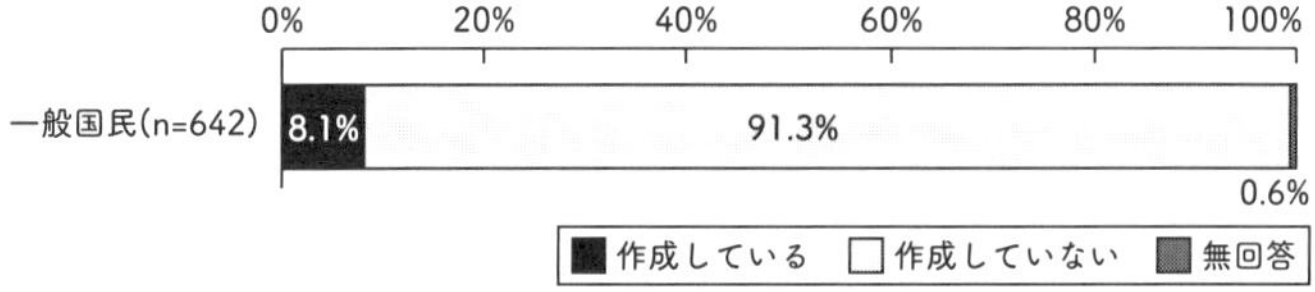

人生の最終段階における治療方針を定める人をあらかじめ決めておくことについて

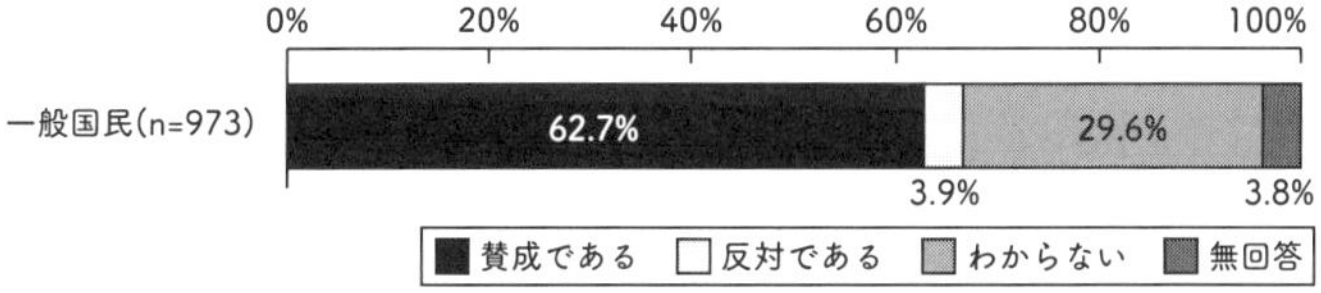

事前指示書を作成しておくことに賛成する人は6割以上を占めるものの、実際に指示書を作成している人は1割未満。思いと行動にギャップがあることがわかります。

出典：厚生労働省「人生の最終段階における医療に関する意識調査報告書」(「人生の最終段階における医療の普及・啓発の在り方に関する検討会」による)
https://www.mhlw.go.jp/toukei/list/dl/saisyuiryo_a_h29.pdf

日本の延命治療の考え方
ガイドラインの紹介

「人生の最期は住み慣れた自宅や施設で過ごしたい」と願っていても、実際にはそれが叶わず、本人の意に反して病院で亡くなる人は少なくありません。そうした状況を改善し、できるだけ多くの人が自分の望むような環境で最期まで過ごすため、厚生労働省は「人生の最終段階における医療の決定プロセスに関するガイドライン」を見直して、新たな運用をスタートしました。

従来のガイドラインは、人工呼吸器や心臓マッサージなど主に延命治療の開始や中止に関するルールを決めたもので、病院での活用が想定されていました。新たなガイドラインは、延命措置だけではなく、生活面も重視して在宅や介護の場でも活用できるようになりました。

最大の特徴は、本人が意思を決めるまでのプロセスを重視したACP（138ページ）の考え方を新たに取り入れた点です。厚生労働省のガイドラインのポイントは次になります。

「人生の最終段階における医療の決定プロセスに関するガイドライン」イメージ図

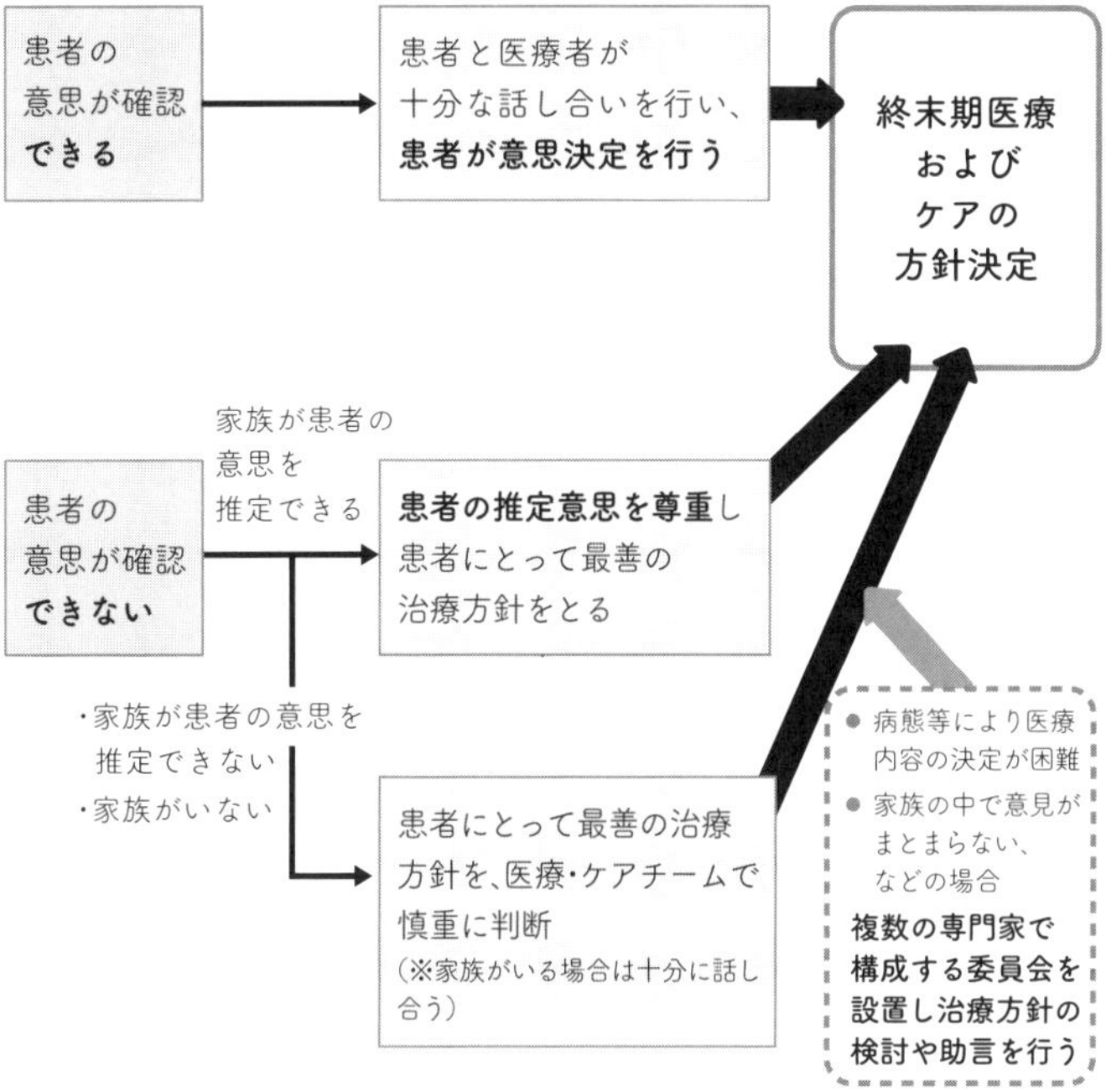

参考：厚生労働省「人生の最終段階における医療の決定プロセスに関するガイドライン」を基に作成

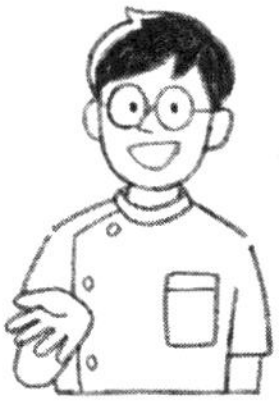

意思決定支援のポイントは「ひとりで決めない」「1回で決めない」「専門家のいいなりにならない」ことです。「本人と家族が安心して穏やかになるにはどうすればよいか？」をゴールに設定し、対話を重ねるプロセスが大切です。また、意思決定をしたらそれをいかに実現するかも考えておくことができればよいでしょう。

（めぐみ在宅クリニック院長　小澤竹俊医師）

意思表示の方法↓リビングウィル、ACP（人生会議）への変遷

自分で終末期に意思を伝えられなくなったときに備えて、あらかじめ意思を伝えておくものとして、これまでも「リビングウィル」がありました。ではこのリビングウィルとACP（人生会議）は何が違うのでしょうか？

大きな違いは、リビングウィルは本人だけでも決定できたのに対して、ACPは本人、家族、そして医療・介護の専門家の三者でともに、対話を通して意思を決定する点です。話し合いの内容はそのつど、文書にまとめることが推奨されていますが、ACPでは話し合いの結果として残る〝文書〟よりも、本人を中心に繰り返し対話を重ねる〝プロセス〟を重視している点が大きな特徴です。

対話を重ねるプロセスをACPでは重視するように

リビングウィルに似たものとして、事前指示書（アドバンス・ディレクティブ）があり

ます。しかし、アメリカで行われた調査結果から、事前指示書があってもなくても、[*]医療の満足度は変わらないということがわかりました。つまり、あらかじめ希望を決めておいても、家族や医療・ケアチームときちんと話し合ってその内容が共有できていなければ、満足する最期を過ごすことができないのです。

*出典：JAMA 1995;274:1591-8.

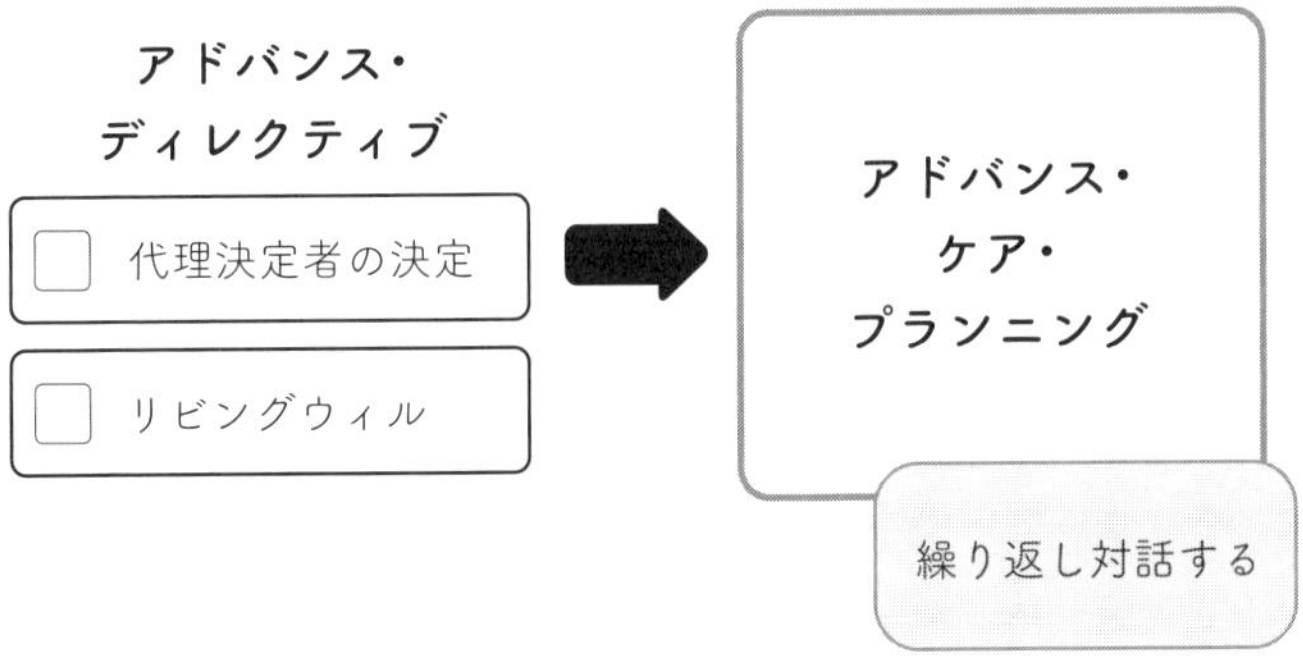

リビングウィルは示した人とそうでない人で医療の満足度が変わらない点や、本人や家族などの代理人が決定しても、いずれも後悔が残ることがある点が問題でした。そのためACPは対話を通じた意思決定のプロセスを重んじたものになりました。

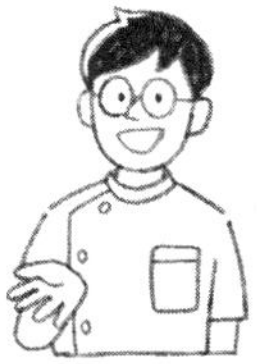

繰り返し対話をすることで、気持ちの変化にも対応でき、みんなで決定することで責任が分散され、本人も家族も安心して穏やかな最期を迎えられるようになります。　（小澤竹俊医師）

ACP＝人生会議とは？（総論、メリット）

ACP（人生会議）とは、アドバンス・ケア・プランニング（Advance Care Planning：ACP）の愛称です。もしものときのために、自分自身の価値観や希望、人生の最終段階に、どのような医療やケアを受けたいと考えているかについて、あらかじめ自分で考えたり、家族や医療者、介護者と話し合っておいたことを共有する取り組みのことです。

私たちは、医療やケアについてさまざまな希望を持っています。また、最期を過ごしたい場所も多様化しています。厚生労働省の調査では、多くの人が自宅で最期を過ごしたいと考えていることがわかっていますが、実際には約75％の人が病院で亡くなっています。

このように希望と実際の過ごし方にできるだけミスマッチが起きないように、本人と家族、医療・ケアチームでの話し合いを繰り返し、本人の価値観を医療・ケアに反映させるためにACPがあります。

自分自身の希望を記すには「エンディングノート」などもありますが、単にエンディン

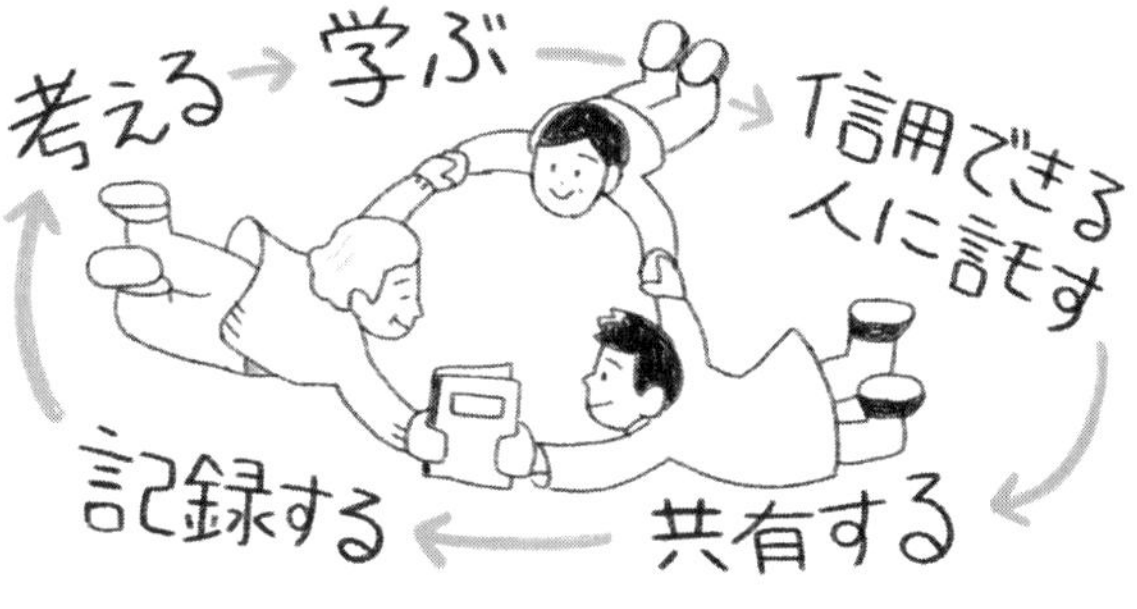
考える
学ぶ
信用できる人に話す
共有する
記録する

グノートを書いただけで周囲に伝わっていなければ、その意思は実現されません。

一方、ＡＣＰは本人ひとりだけで決めるのではなく、信頼できる家族や医療・介護の専門職が一緒になって、対話を繰り返すことで意思を決定していきます。みんなで対話を通じて、患者さん本人の価値観を共有するので、ＡＣＰがあれば、いざというときに医療者や介護職に意思が伝わっていない、ということが起こりにくくなります。

また、意思を決めるプロセスをＡＣＰは重視しているため、体調の変化による気持ちの揺れにも柔軟に対応できます。例えば、意識や判断力に問題がないときは自宅で過ごすことを望んでも、認知症になったら施設へ移りたいなどにも対応できます。このように、心身の状況に応じて気持ちが変わっても、ＡＣＰは何度も対話を繰り返すため、気持ちの変化に対応しやすいというメリットがあるのです。

ACPって実際に何をどうすればいいの？

ACPを実際にやってみます。次の5つのステップになります。

1. 自分がどうしたいか？ 自分が大切にしたいこと、希望について考えてみましょう。

2. 信頼できる人が誰か？ いざというときに自分に代わって治療やケアについて話し合ってほしい人は誰か考えます。

3. 気になる点を専門家に質問する 病名や病状、予後について主治医に質問します（現在、病気でない人は省略）

4. 信頼できる人と話し合う 人生の最期にどのようなケアを受けたいか、あるいは受けたくないかを話し合います。

5. 共有し記録を残す 話し合った結果を医師や看護師、介護職に記録して伝えます。

ACPの進め方

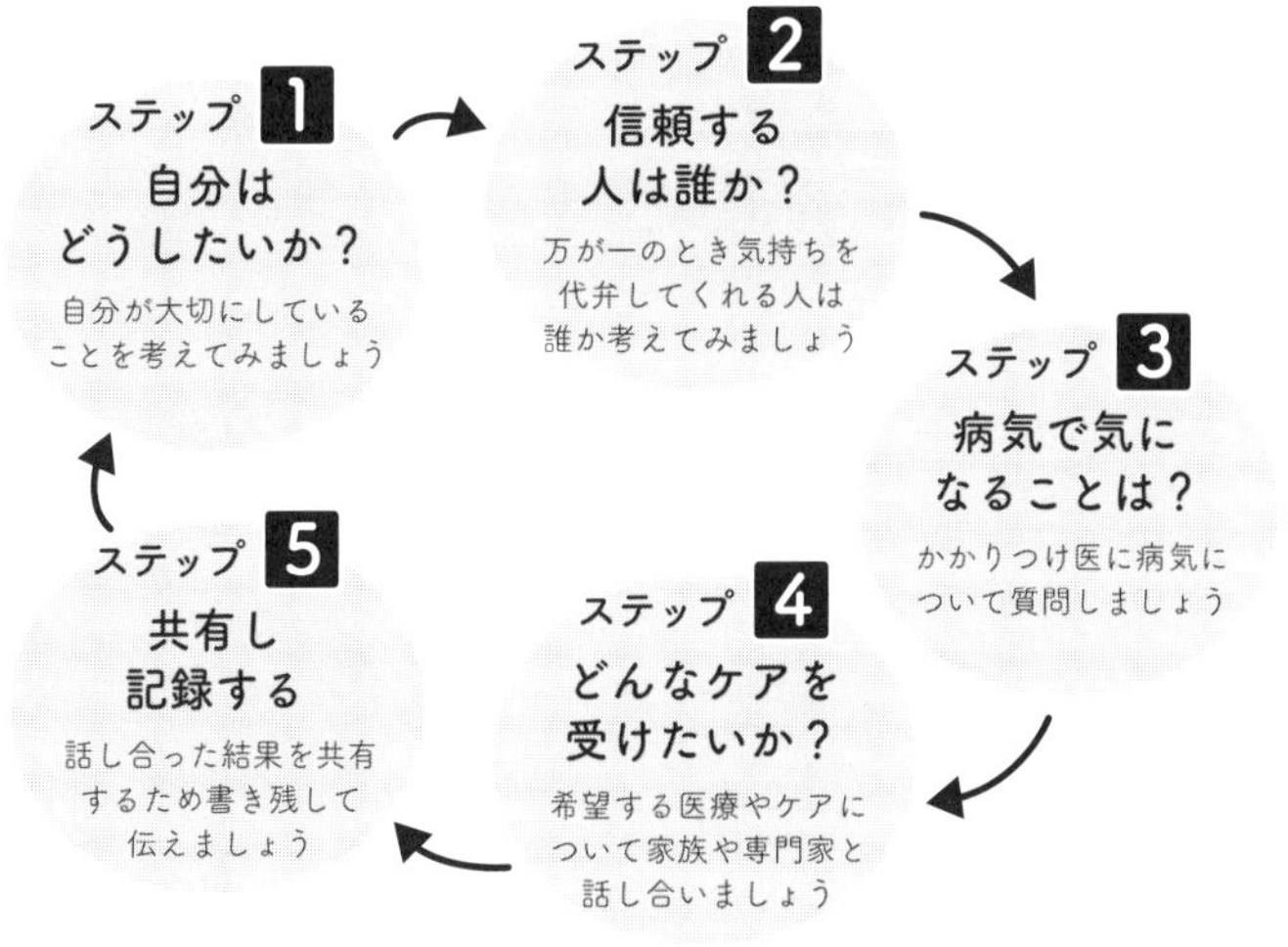
ステップ 1
自分は
どうしたいか？
自分が大切にしている
ことを考えてみましょう
ステップ 2
信頼する
人は誰か？
万が一のとき気持ちを
代弁してくれる人は
誰か考えてみましょう
ステップ 3
病気で気に
なることは？
かかりつけ医に病気に
ついて質問しましょう
ステップ 4
どんなケアを
受けたいか？
希望する医療やケアに
ついて家族や専門家と
話し合いましょう
ステップ 5
共有し
記録する
話し合った結果を共有
するため書き残して
伝えましょう

自治体が作成している手帳を活用しよう

自治体や大学などがACPを行うために作成した手帳などを利用して話し合ったことを記録しておきます。これらは各都道府県のホームページや福祉保健局などで入手できます。各団体のホームページからダウンロードして利用できるので活用しましょう。

・東京都　「わたしの思い手帳」
・大阪府　「だから今、人生会議」
・神戸大学　「これからの治療・ケアに関する話し合い」　など

事例：胃ろう、点滴、人工呼吸器などを駆使して、できる限り延命（メリット・デメリット）

延命治療とは、病気の治療や回復ではなく延命を目的とした治療のことです。

在宅医療では、ＭＲＩやＣＴを使った大掛かりな検査はできませんが、それ以外の胃ろうや点滴、人工呼吸器などは病院と同じように行うことができます。例えば口から食事が食べられなくなった人には、胃ろうや点滴などで人工的に栄養を摂取することができます。また、酸素を十分に取り込めなくなった場合には、人工呼吸器の装着も可能です。

このように在宅でできる延命治療はいろいろとありますが、どのような治療が適しているかはその人の年齢や健康状態、生活の背景などによってさまざまです。例えばがんの末期で命の終わりが近づいている患者さんと、難病を患っていても医療の力を借りれば延命できる人とでは治療に対する考え方は違って当然です。また、まだ若くて病気と闘う意思のある人と、ある程度の年月を生きて、寿命に抵抗するよりも穏やかに最期を過ごすことを大切にしたい人とでもベストな医療は異なります。

延命治療をしたいかどうか。意思決定は変わってもよい

このときも、やはり重要になるのはＡＣＰです。もちろん、気持ちは変わっても大丈夫。例えばＡＬＳ（筋萎縮性側索硬化症）の患者さんで初めは「人工呼吸器をつけたくない」といっていたとしても、いざ呼吸が苦しくなってきて救急搬送されたときに「やっぱり人工呼吸器を使いたい」と変わることも十分にあり得るのです。ＡＣＰを通じた意思決定は変わってもよいと知っておくと、気持ちが楽になるでしょう。

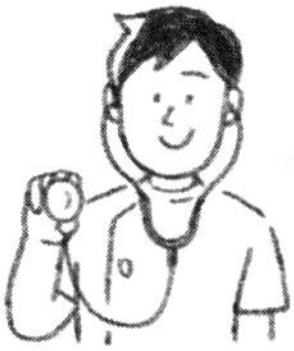

在宅医療の現場においては「できることとすべきこと」は違います。自分自身がどのような過ごし方を望んでいるのか考えて、医療・介護チームや家族と繰り返し、しっかり話し合いましょう。　（永井康徳医師）

事例：できる限り延命治療はしない（メリット・デメリット）

人生の最終段階には、「何もせずに自然に看取る」という選択肢があります。治せる病気には、当然治療が必要です。しかし、人の死は病気ではないので治すことはできません。最近では死期が近づいている場合には、あまり医療的な介入をしないほうが穏やかに過ごせることもわかってきました。

死期が近づくと、人間の体はできるだけ楽に亡くなれるように準備を始めます。その準備とは、少しずつ栄養や水分を受けつけなくなり、眠くなる時間が増えて、日常の動作（ADL）が低下していくというものです。この段階で無理に点滴などによる人工栄養を入れてしまうと、すでに内臓機能が低下しているため体内で処理ができず、むくみが出るなどかえって本人を苦しませることにつながります。

無理な治療をしないほうが、その人らしく過ごせる時間が長くなることもあります。例えば点滴をすると、痰の吸引が必要になります。しかし点滴をしなければ痰の吸引は不要ですから、たとえ少量であっても最期までその人の好きなものを食べられる可能性が出てくるのです。

人生の最終段階でどのような治療を選ぶのか、あるいは選ばないのかは重大な選択肢です。きちんと死や寿命と向き合ったうえで、本人にとって何がベストかをみんなで考えることが大切です。

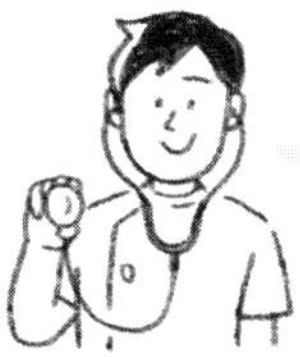

「治すこと」を目指して発展してきた日本の医療では、「自然のままに看取る」という選択肢がほとんどありませんでした。しかし人生の最終段階においては、医療を最小限にすることによって満足度が高まることがあります。「何もしない」ということで、実は在宅医療の質が高まることもあるのです。

（永井康徳医師）

「人生会議」のサイトにアクセスして実際にやってみよう

厚生労働省の「ゼロからはじめる人生会議」というサイトには、人生会議を実際にやってみるためのコンテンツが用意されています。サイトのトップページから人生会議がスタートできます。

ここでは3つのステップで医療・ケアについて考えます。ステップ1では、もしも生きられる時間が限られていたら、何を大切にするかという問いについて考えます。また、「よいと思う最期」と「よくないと思う最期」や「もしも自分が危篤になったら受けたい医療・ケア」について、具体的に書き出します。

ステップ2では信頼していて、いざというときに自分に代わって医療・ケアについて話し合ってほしい人は誰かを考えます。ステップ3では、話し合いの内容を医療・介護従事者に伝えます。人生会議の結果はそのまま印刷することも可能ですので、印刷した結果を見せれば、スムーズに周囲へ意思を伝えることができるでしょう。

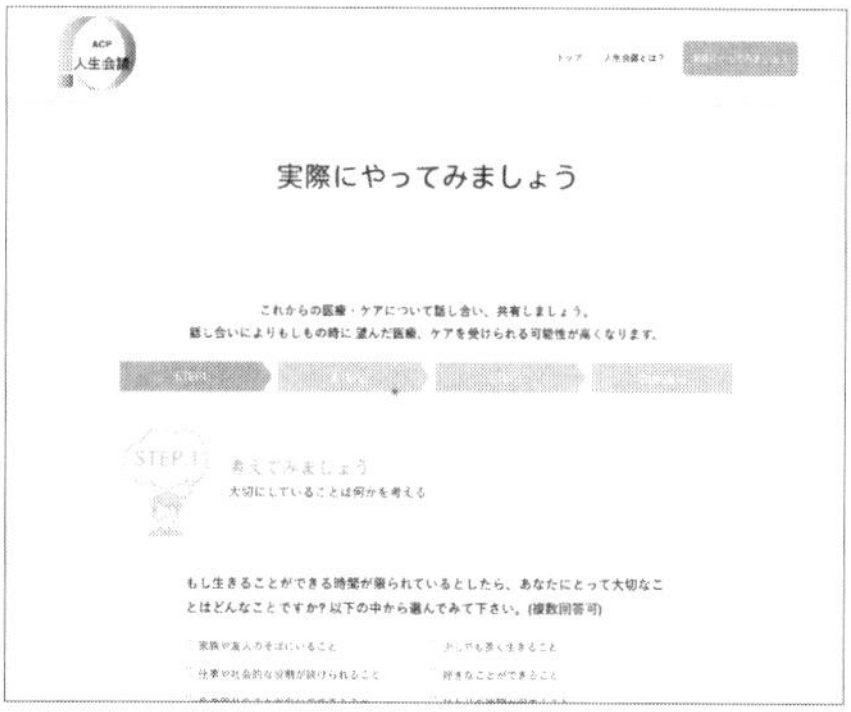
ACP
人生会議
実際にやってみましょう
これからの医療・ケアについて話し合い、共有しましょう。
話し合いによりもしもの時に望んだ医療、ケアを受けられる可能性が高くなります。
STEP.1
考えてみましょう
大切にしていることは何かを考える
もし生きることができる時間が限られているとしたら、あなたにとって大切なことはどんなことですか? 以下の中から選んでみて下さい。(複数回答可)

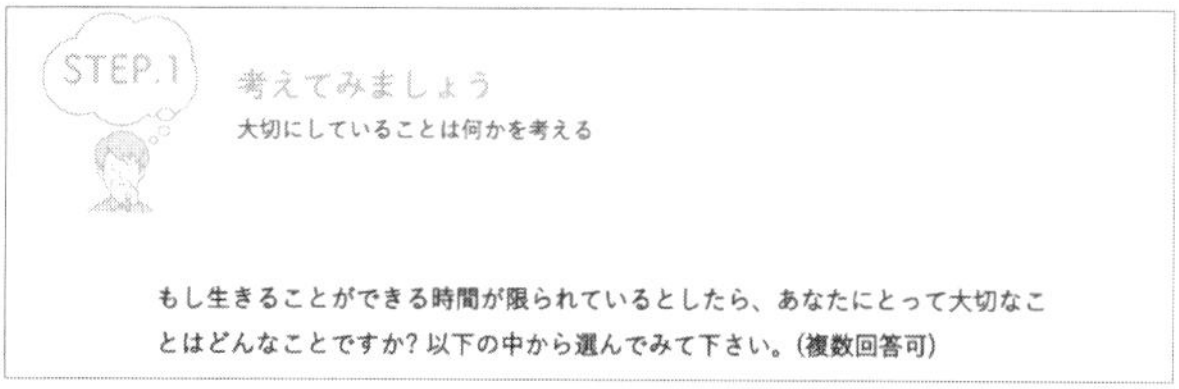
STEP.1
考えてみましょう
大切にしていることは何かを考える
もし生きることができる時間が限られているとしたら、あなたにとって大切なことはどんなことですか? 以下の中から選んでみて下さい。(複数回答可)

「家族や友人のそばにいる」「仕事や社会的な役割を続けられる」「好きなことができる」などいくつかの選択肢の中から選びます。

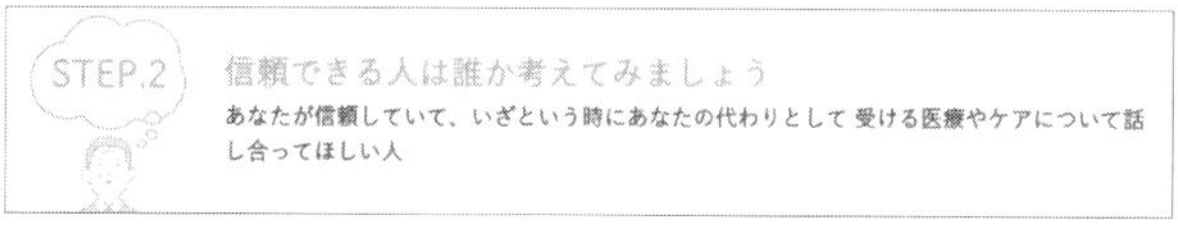
STEP.2
信頼できる人は誰か考えてみましょう
あなたが信頼していて、いざという時にあなたの代わりとして 受ける医療やケアについて話し合ってほしい人

信頼できる相手はひとりでなくても大丈夫です。

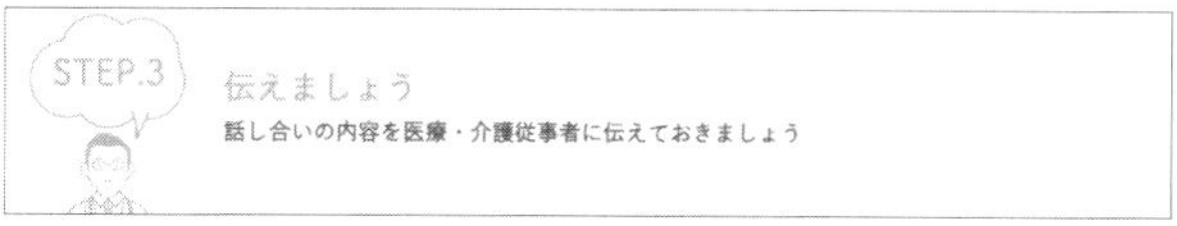
STEP.3
伝えましょう
話し合いの内容を医療・介護従事者に伝えておきましょう

話し合いの内容を伝えることで、希望が尊重されやすくなります。ステップ1～3を入力したら、結果を印刷します。

出典：厚生労働省「ゼロからはじめる人生会議」
https://www.med.kobe-u.ac.jp/jinsei/index.html

ケアマネ
372人に
聞きました

アドバンス・ケア・プランニング（ACP／人生会議）の現実

Q あなたの担当している利用者さんは、ACP（人生会議）を実施していますか？

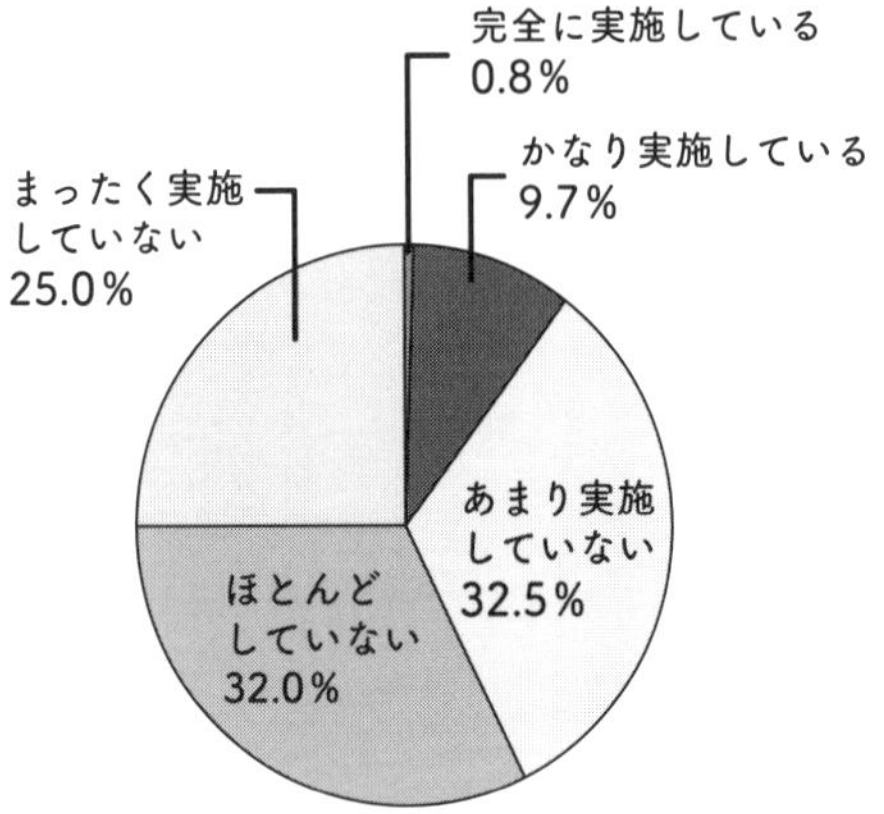

（n=372）

約9割はACPを実施していない！

終末期を迎えるにあたり受けたい医療やケアを明確にしたり、自身の価値観を伝えておくといったACP。QOLを維持するためにも実施しておきたいところですが、なんとケアマネが担当した利用者さんの9割が「実施していない」（あまり・ほとんどを含む）ことが明らかになりました。ところが、ACPをしていないことで代理決定者が不在となり、亡くなった後に家族の心理的負担になることは少なくありません。医療・介護従事者からしてもACPの内容を知ることで、適切なケアができます。積極的に取り組みたいものです。

Q

ACPに取り組みたい人へのアドバイスは？

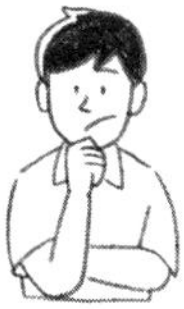

死んだことがある人はいないからわからなくて当然。また、今の気持ちと明日の気持ちが正反対になることもある。結論を出すことよりも何度も何度も話し合うことが大切。
（匿名希望）

本人家族の意向が人生会議をしたいと思っているのなら可能だが、必ずしもそういう気持ちにみんながなっているとは限らない。そこを、見極めてから進めたほうがうまくいくように思う。（匿名希望）

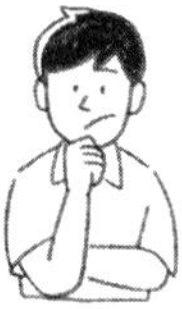

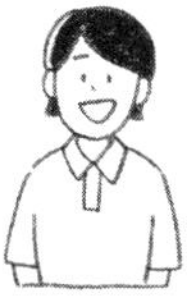

方向性を決めても、実際にそのときになると体調の変化により、気持ちも変化することを理解しておくことが大切。本人の気持ちが一番大事、誰かに負担がかかりすぎないように。
（くるみ）

人生会議などと仰々しい形式ではなく自然に話す機会を持ってください。（匿名希望）

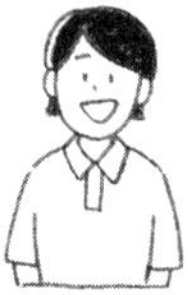

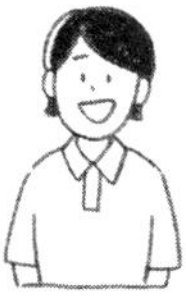

人生会議は「もしものときのために、本人が望む医療やケアについて前もって考え、家族等や医療・ケアチームと繰り返し話し合い、共有する取り組み」という定義はあるが、あまり堅苦しく考えず日常的に自分の思い（意思）を伝えるための会話を多くすることが大切だと思う。また、ゲームなどを通して自分は何を大切にしているかを考える機会を持つことも有効だと思う。（匿名希望）

「尊厳死」と「安楽死」の違いがよくわかりません

尊厳死とは、不治の病かつ末期の状態において、本人が望んだ場合、不要な延命治療を受けずに自然な最期を迎えることです。特別養護老人ホームの常勤医である石飛幸三先生が『「平穏死」のすすめ』（講談社）などの著書で提唱している「平穏死」も、尊厳死とほぼ同じ意味です。

これに対して、安楽死は、人生の最終章に入ったとみられるときに、本人が望んだ場合、医師の処方した薬物で死期を早めることです。私自身、できれば人生の最期は尊厳死で終わりたいと考えていますが、呼吸を止める注射薬で死期を早める安楽死には反対です。高名な文化人でも、尊厳死と安楽死を同じものだと考えていたり、この2つの言葉を混同して使ったりしている人が驚くほど多いのですが、尊厳死と安楽死はまったく別ものです。

尊厳死を最も実現しやすいのが「在宅死」

安楽死は、オランダ、ベルギーなど一部の国、アメリカやカナダのいくつかの州では合法ですが、日本の法律では認められていません。日本では、尊厳死、平穏死は可能ですが、医療者が患者さんを安楽死させたとしたら、殺人罪か嘱託殺人罪、あるいは自殺ほう助罪に問われます。ちなみに、スイスでは、安楽死は禁止されていますが、不治で末期の状態で本人が望んだ場合、いつでも死ねるように薬を処方する「自殺ほう助」は合法で、外国人も対象にしています。

不治の病気で末期の状態になり食べられなくなっても、胃ろうや点滴など人工的な栄養補給や人工呼吸などをせずに、自然に死を迎えるのが尊厳死であり平穏死です。そして、がん、心不全、認知症の末期、老衰の患者さんが尊厳死、平穏死を最も実現しやすいのが在宅での看取りです。病院では、本人の意思がはっきり確認できない限り、不必要な延命治療がなされ、逆に患者さん自身がつらい思いをすることも多いのが実情です。

なお、尊厳死の議論では、ＡＬＳ（筋萎縮性側索硬化症）など神経難病の人や障害者団体が尊厳死に反対する動きがありますが、神経難病などの人に対する胃ろうや人工呼吸器の装着は、車椅子などの福祉用具と同じであり延命治療ではないので、不治かつ末期の人の尊厳死とは別に考える必要があります。

（長尾和宏医師）

今決めても、気持ちが変わってしまうかも。それでもACPをやるべき？

ACPをするうえで、気持ちの〝揺れ〟はあっても当然です。同じ人であっても時間や体調の変化によって気持ちが変わることは当然、あり得るからです。そのようなときは、揺れは揺れとして、そのままにしておけばよいのではないでしょうか。気持ちは当然、変化しますし、どうしても決められないということも人間ですから起こり得ます。

ACPでは本人の意思決定に向けてさまざまな対話を重ねていくものですが、この中では「治療継続」「治療中断」などに続く選択肢として「決められない」という選択肢があってもよいと思います。

なぜなら人生の最終段階という重大な局面に立ち向かって、すべての人が決断できるわけではありません。ならば「決められない」という選択肢があってもよいのではないでしょうか。逆説的かもしれませんが、決められないで何度も話し合うことは、究極のACPともいえるのです。

気持ちの変化はあってよい

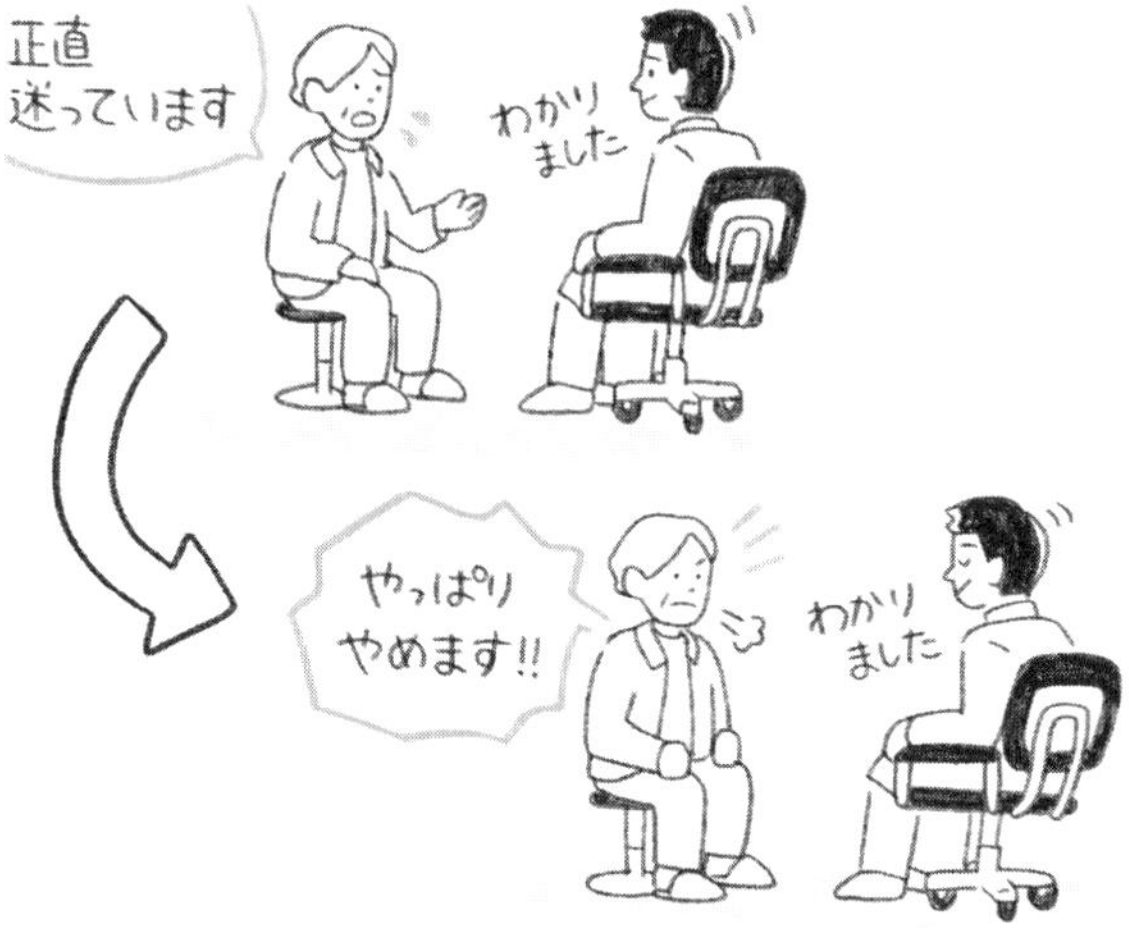
正直
迷っています
わかり
ました
やっぱり
やめます!!
わかり
ました

ACP をするうえで、気持ちの "揺れ" はあって当然と考えよう。

決められない人は決められなくても大丈夫

ＡＣＰによってあらかじめ自分の意思を伝えておくことはとても重要です。一方で、「何が何でもＡＣＰをしなければならない」と強迫観念を持ってしまうなど、行き過ぎたＡＣＰも問題です。決められない人は決められないことを尊重するという姿勢も大切ではないでしょうか。

（おかやま在宅クリニック院長　岡山容子医師）

自分で決められる自信がありません。医師などに任せたいです

自分の人生の最終段階について、医師や看護師任せというのはあまりお勧めできません。人生の最期を過ごすときに重要なのは、本人と家族がいかに穏やかで過ごせるかということ。しかしどのような環境でどうやって過ごすことで穏やかになれるかは、その人の価値観によって大きく異なります。

痛みがないことが大切なのか、家族といられることが大切なのか。あるいは庭を見ながら過ごしたい、好きな時間に風呂に入りたいなど、人によって大切にしていることはさまざまです。その人が大切にしていることが何かというのは、その人自身にしかわかりません。

ですからたとえ医師であっても、他人が決められることではないのです。

ごくささやかなことであっても、本人の希望を叶えることで、その人らしさや尊厳を守ることにつながります。

いいなりにならずに自分の希望を伝えよう

病気がまだ治療可能な段階においては、ある程度信頼できる医師に任せるという選択肢もあるかもしれません。しかし、治療という段階が過ぎて、最期をどのように過ごすかとなったら、しっかりと自分の希望を伝えることが大切です。

人生の最終段階について考えるというのは、多くの人にとって初めての経験ですから、ついつい専門家に頼りたくなる気持ちはわかります。しかしそうした中でも自分なりに目指すゴールを設定し、そのゴールを家族や友人などの信頼できる人、医療者、介護職などと共有しておくことはとても重要です。

医学が発達したといっても、医師に任せておけばすべての人が長生きできたり、すべての人が望む最期を迎えられるわけではありません。医師のいいなりにならず「自分はこうしたい」あるいは「こうはしたくない」ということをきちんと伝えておくことによって、その人らしい最期を迎えることにつながります。

（小澤竹俊医師）

なぜ、救急搬送されると在宅死が実現できない可能性があるのですか？

近年、高齢者が救急搬送されるケースが増えています。しかし、在宅死を希望する患者さんが救急搬送されてしまうと、望んだ形で在宅死を実現できないことになってしまうかもしれません。

救急車は「救命」を目的としています。そのため１１９番をするということは「心肺停止したら、蘇生処置をしてほしい」という意思表示でもあるのです。救急車を呼んでしまうと、いくら本人が在宅での自然な看取りを希望していたとしても、望まない延命処置がほどこされることがあります。なぜなら救急隊には、救命処置を行う義務があるからです。

救急搬送の現場では、本人や家族が延命処置を望んでいるのかそうでないのかが判断できない場合も多く、積極的に心肺蘇生（心臓マッサージなど）や気管の中に管を入れての人工呼吸などの延命処置が行われることがあります。その結果、平穏な在宅での最期が叶わなくなってしまうのです。

家族も主治医と関係性を構築すると、いざというときに安心です

このようなケースを防ぐためには、日頃から万が一のときにはどうしてほしいのか、家族や周囲の人たちと話しておくことが有効です。また、いざというときの家族側の対応としては、救急車ではなく主治医に連絡するのがよいでしょう。主治医に死亡診断書を書いてもらえば、その後に不審死の扱いになって検死が必要となり、ご遺体が検死解剖されてしまうなどのトラブルには発展しにくいからです。

「救急車の問題については、家族と在宅医の人間関係をいかにして築けるかという部分が大きいでしょう。いくら家族に『いざというときに動転して救急車を呼ばないように』と呼びかけても、それは実際には難しいからです。もしも家族と在宅医の関係が良好ならば、救急車を呼ぶ前に『主治医に連絡する』という選択肢が思い浮かぶはず。そのためには、日頃から医師が往診に来るタイミングで顔を出してみる、あるいは外来ならば毎回でなくてもよいので3回に1回はついていくなど、家族と主治医も関係性を構築しておくとよいでしょう」

（守上佳樹医師）

ＡＣＰをした結果って誰に伝えておけばいいのですか？

Ａ

ＡＣＰというのは、「人生会議」という愛称があるように、話し合うことそのものに意味があります。ですから「結果」はどんなものでも構わないし、ある意味「結果」が出なくてもいいものなのです。では誰と話し合うのでしょうか。まずは家族や信頼できる友人など身近な人、そして医師や看護師などの医療職、ケアマネジャーなどの介護職と話し合い、その話し合いの内容を記録することが大切です。

家族や大切な友人以外のＡＣＰのメンバーとして、医療・介護職の中でぜひ参加してほしいのは看護師です。そもそも看護師は「患者の声を聞く」ということについて非常によくトレーニングされているからです。主治医が忙しくて十分に時間をとることができない場合であっても、看護師が参加してくれていれば、医療的な専門知識を持ったうえで患者さんの気持ちに寄り添ってくれ、時間をかけて話を聞いてくれることでしょう。

ご自身の思いを伝える相手は訪問看護師がお勧めです

もしも在宅に訪問看護師が入っているのであれば、在宅の落ち着いた雰囲気の中で、ゆっくり時間をとって思いを聞いてもらうことができるでしょう。しかしそうでなければ、外来の看護師などでも構いません。最近では看護師外来などを設けている病院もありますので、活用してみるとよいでしょう。しっかりとトレーニングを受けた看護師に伝えることで、あなたの思いが尊重されやすくなるはずです。そして、その思いを共有するためにＡＣＰが開催されることにつながります。

ＡＣＰは命の最終段階にかかわる大切なプロセスです。そのような重要なプロセスにおいては、医療者が心の揺れや変化に寄り添うことがとても重要です。

このときに、看護師などのきちんとトレーニングを受けた専門職が寄り添い、揺れる思いを受け止めてくれると安心感が高まるでしょう。なぜなら揺れ動く患者さんの気持ちが水面に漂う小舟だとすれば、看護師などの専門職は、揺れる小舟がどこかへ行ってしまわないようにつなぎとめる錨《いかり》の役割を果たすからです。

（岡山容子医師）

家族の延命を自分が決めることに罪悪感があるのですが……

本人が意思決定できない状態になったときに、家族が意思決定しなければならないときがあります。そのような重大な役割を担ったときに、多くの家族は迷い、ためらうことだと思います。そのようなときには、家族の考えで決めるのではなく、「本人であればどのように考えただろうか」というふうに考えることが大切です（推定意思）。

私がそのような場面に直面した家族に伝えていることは「本人だったらどのように考えたと思いますか？　それを一緒に考えてみましょう」ということです。なぜなら、ご家族はあくまで意思の代弁者であるからです。

家族がどのようにしてあげたいかという思いも、もちろん大切です。しかしまずは「夫だったらどのように考えるだろう」「お母さんならどう思ったかな」というふうに、本人であればどのように考えたかを想像してみましょう。

「本人ならどう思うだろう」と考える

本人に代わって意思決定をしなければならないような場面*では、医療者が寄り添って、家族と一緒に考えることが大切です。医療者は家族を先導するというよりは、家族が迷っているときは一緒に迷い、「本人はどのように思うか」について一緒になって思いを寄せる役割が求められます。本人の思いを軸にして考えることで、さまざまな答えが見えてくることがあるからです。

例えば、生前から奥様に「お前の好きにしていいよ」とすべてを任せているようなご主人だったらどうでしょうか？　そのような場合は、奥様が望むようにすることが、結果的に本人にとって最も希望に近い形になるかもしれません。

日頃からともに過ごした家族が「あの人ならきっとこうしただろう」と思うのであれば、その答えに従ってみましょう。そうすることで、後悔や罪悪感などが軽減されるのではないでしょうか。

（岡山容子医師）

*「救命」と「延命」は分けて考えます。ここでは救命をしたものの力及ばず、延命状態になったときに生まれる、延命の希望または拒否の意思決定について解説しています。

Column

在宅だけじゃなく、病院も活用しよう

緩和ケア病棟はホスピスなどとも呼ばれることから、病気の最終段階にならないと利用できない、あるいは一度入ったらもう出られないなどと誤解している人もいるようです。しかしそのようなことはまったくありません。緩和ケアチームは、例えばがんであれば診断されたその時からかかわるなど、病気の初期段階から患者さんを支えます。一時外泊も可能ですし、入院してケアすることで痛みや苦痛が和らいで気力が回復し、もう一度、在宅に戻っていく人も実際にいます。病気自体が治るわけではありませんが、苦痛が和らぐことで再び、在宅で過ごせるようになることもあるのです。

緩和ケア医として私が伝えたいのは「痛みや苦しみを感じたらどうぞ病院や緩和ケアチーム、そして緩和ケア病棟を頼ってください」ということです。そして緩和ケアが必要なときは「あなたが必要と感じたとき」です。あなたが必要としたときに苦痛を和らげるお手伝いをする、それが緩和ケアの役割なのです。

（大橋洋平医師）

パート

4

お金と法律が知りたい

在宅医療にかかる費用はどれくらい？

病院ではなく在宅で医療サービスを受けるには、どのくらい費用がかかるでしょう？
「高齢者の在宅医療は医療保険と介護保険の併給です。よって医療機関への支払い、薬局への支払い、さらに介護保険の自己負担分が費用のベースになります」

（全国在宅療養支援医協会常任理事　太田秀樹医師）

介護保険の利用限度額は要支援・要介護の等級により異なり、居宅サービスの利用者の支給限度額は1ヶ月あたり約5万円（要支援1）〜約36万円（要介護5）。限度額の範囲内でサービスを利用すると1割（一定以上所得者は2割または3割）を自己負担し、限度額を超えてサービスを利用すると、その分は全額自己負担です。「仮に要介護5の方が満額利用すると約3万6000円かかります。この費用負担は無視できません」

（太田秀樹医師）

医療保険の対象となるのは、訪問診療や往診、検査、処置などの費用と薬代です。負担割合は75歳以上が1割、70〜74歳は2割（ともに現役並み所得者は3割）、70歳未満は3

割ですが、月の負担が一定額を超えた分は払い戻される「高額療養費制度」が適用されます。後期高齢者の場合は月に約1万5000円が上限です。「ここに介護保険の負担金が加わりますから、在宅医療にかかる費用は介護度によっても変わります」（太田秀樹医師）

一方、通常は介護保険サービス扱いの訪問看護ですが、がんの終末期医療の場合は後期高齢者でも医療保険から行われます。すると、高額療養費制度が適用されるばかりか、介護サービスにかかわる費用が抑えられることに。在宅医療にかかる費用は病気の内容によっても変わるということです。

「入院と比較して在宅の医療保険からの費用は、後期高齢者の場合は上限が1万5000円程度なので、10分の1以下になることもあれば、在宅酸素療法や経管栄養法、緩和ケアなどが行われると、その分医療費は上がります。後期高齢者に限ると安くなることは事実ですが、60歳のがんターミナルだと医療費が高額になることが多く、第2号被保険者として介護保険利用も可能です」（太田秀樹医師）

入院に比べると在宅医療にかかわる費用は圧倒的に安いのは事実ですが、要介護5と要介護1では介護保険費の負担が異なり、症例によって費用に幅があるということです。地域包括支援センターなどに相談し、世帯の負担を軽減するアドバイスを受けましょう。

終末期における在宅医療のお金と制度について

終末期においては、市区町村や医師の判断のもと、医療保険と介護保険を使い分けて、多様な医療や介護サービスを受けることができます。

次ページに示したのは、医療保険と介護保険の基本的な違いです。介護保険の第2号被保険者（40～64歳）と第1号被保険者（65歳以上）の方は要件に該当することで、介護保険が適用されます。これにより、介護保険の訪問・通所介護や福祉用具貸与といった介護サービスが利用できるようになります。なお、訪問看護に関しては介護保険が優先されるのが決まりですが、厚生労働大臣が定める特定疾病に認められると医療保険の適用のもと利用回数が増えたり、終末期の場合も医師が判断すると、医療保険を利用した手厚い訪問看護を受けることができます。この場合は医療保険を使っているので医療費が高額になると、高額療養費制度を申請することも可能です。このように、在宅終末期における医療保険・介護保険には使い分けが生じます。専門的な部分が多いので、実際に利用する際は地域のケアマネジャーや医療機関などに相談しましょう。

医療保険と介護保険の違い

	医療保険	介護保険
対象者	強制加入（国民皆保険制度）	40歳以上
種類	国民健康保険／健康保険／共済／後期高齢者医療保険	第1号被保険者（65歳以上）／第2号被保険者（40歳～64歳）
利用条件	特になし	市区町村による要支援・要介護認定
受けられるサービス	医療費の自己負担額軽減（1割～3割）／高額療養費制度／傷病手当金制度	介護サービスの現物支給。所得に応じて介護費の自己負担額軽減／高額介護サービス費
支給限度額	なし（自己負担額を超えると高額療養費制度を利用可）	要支援・要介護の区分ごとに支給限度あり

医療保険か介護保険で訪問看護の利用回数は変わる

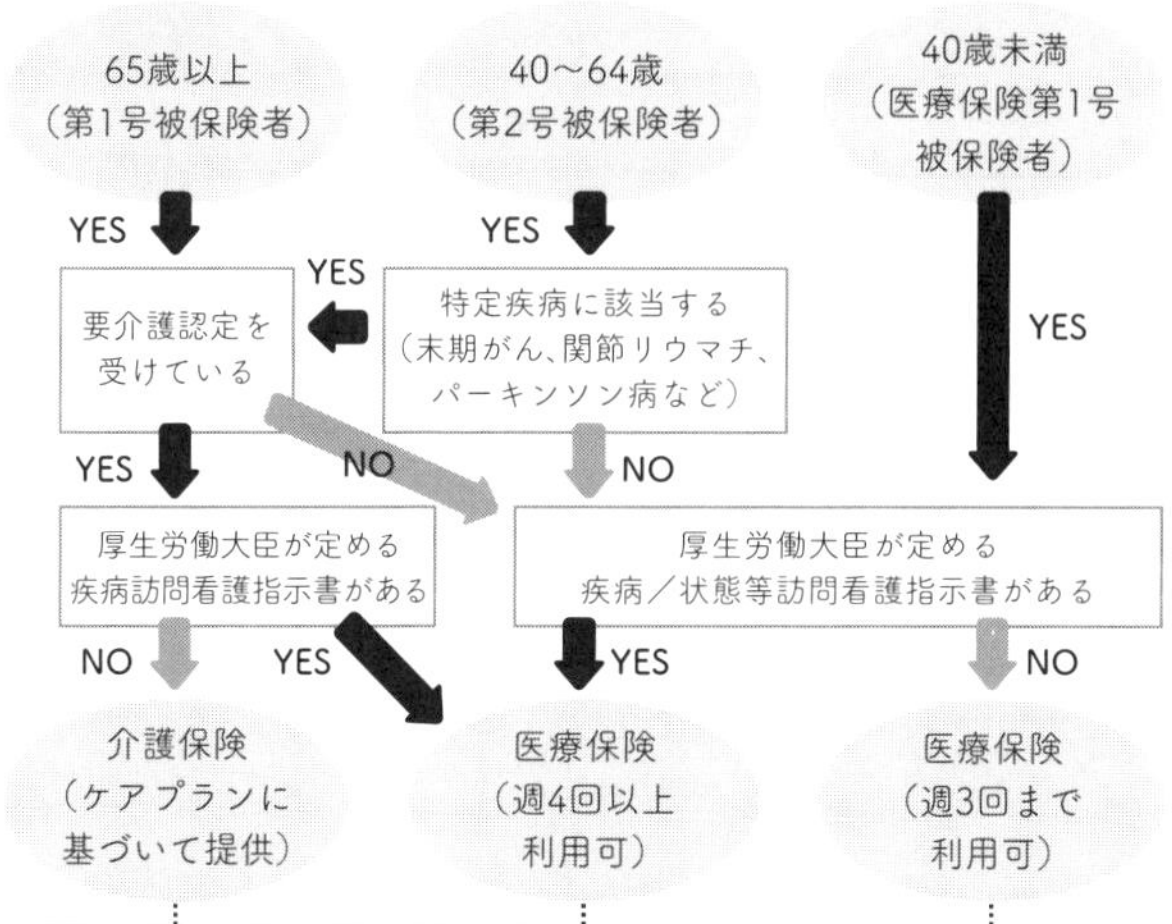

医師が急性増悪・終末期などの理由により頻回の訪問が必要と判断した場合は、医療保険適用のもと毎日訪問が可能（特別訪問看護指示書がある）。

参考：介護のほんね「チャートでわかる介護保険か医療保険か」を基に作成
https://www.kaigonohonne.com/questions/28

「争続」に発展しないためにも遺言書を作成しておきたい

終末期を経てご本人やご家族が亡くなると、死亡届の提出や年金・公的保険関係の手続き、相続人の確定、相続税の申告など、さまざまな手続きが発生します。その際に、遺された家族など相続人が財産を巡り争う「争続」を避けるため生前に行っておきたいことが、「遺言書の作成」です。

「分割しにくい不動産などを遺す場合、複数の相続人がいるとトラブルに発展しやすくなります。そうならないため必須なのが遺言書です」（司法書士　新宮信之先生）

遺言書は被相続人自身が記す「自筆証書遺言」と遺言者（被相続人）が伝えた内容を公証人が書面にする「公正証書遺言」の2つに大別されます。それぞれで特徴やメリット・デメリットは異なりますが、「万全を期すなら公正証書遺言を選ぶべき」と新宮先生はアドバイスします。「自筆証書遺言は様式不備で無効になるケースが多いからです。法務局に保管すると家庭裁判所による検認（相続人に遺言書の存在・内容を知らせる手続き）は

自筆証書遺言と公正証書遺言の違い

	自筆証書遺言	公正証書遺言
作成方法	遺言者が「全文」「日付」「氏名」を自筆のうえ押印。財産目録はパソコン等で作成可能。不動産登記事項証明書、預貯金通帳はコピーでもよい（別紙全ページに遺言者の署名・押印が必要）	①遺言書の原案をもとに公証人と打ち合わせ、公正証書遺言草案を事前に準備　②草案を公証人が遺言者及び証人2人に読み聞かせる　③遺言者・証人が署名・押印　④公証人が署名・押印
証人の要否	不要	2人必要
印鑑	認印も可能	遺言者は実印、証人は認印でも可能
遺言書の保管方法	遺言者自身による保管、もしくは法務局における保管制度を利用	原本は公証役場で保管。遺言者には正本・謄本を交付
家庭裁判所の検認	必要。法務局で保管した場合は不要	不要
メリット	手軽に作成できる。作成費用を抑えやすい。遺言の内容を秘密にできる	様式不備で無効になったり偽造や紛失の恐れがない。家庭裁判所による検認が不要
デメリット	様式不備で無効になったり偽造、紛失、盗難の恐れがある。死後、発見されないことがある。家庭裁判による検認が必要	公証人手数料などの費用がかかる。証人の立ち会いが必要なので内容を公証人と証人に知られる

不要ですが、公正証書遺言もそれは同様です。有効な遺言書を確実に残すことができ、相続の手続きが圧倒的にスムーズになります」

（新宮信之先生）

草案の作成は行政書士や弁護士、司法書士に依頼するのが一般的。財産規模や盛り込む内容で費用は変わりますが、相場は10万～15万円ほどです。「作成する際は、相続人に伝えたい言葉を記す『付言事項』に、家族への感謝や相続の理由などを示しておくこと。納得感が得られるので、書くことをお勧めします」

（新宮信之先生）

おひとり様も安心、亡くなった後の諸手続きを任せられる「死後事務委任契約」

家族や信頼できる人が周りにいれば任せることはできますが、おひとり様であったり、配偶者が先に亡くなり身寄りがいないといった諸事情で頼る人がいない場合、葬儀や納骨、医療・介護費用の清算、行政手続き、金融機関の解約など、数多くの事務手続きはどうすればよいでしょうか？　そんなときに活用したいのが「死後事務委任契約」です。

「これは、死後の事務手続きを生前に委任する制度のことです。認知度は低く事例は多くありませんが、家族や親族がいない場合は親しい間柄の人や、司法書士など専門職との間で契約を結ぶことができます」（新宮信之先生）

遺言書に記載するのは、あくまでも財産の承継がメイン。ところが、それ以外にも手続きはたくさんあり、「お墓はこうしたい」「ペットは○○さんに引き継いでほしい」などパーソナルな希望は、別途受任者（任せる相手）を決めておくと安心感が違います。おひとり様の終活は、遺言書と死後事務委任契約をセットで検討するのがよさそうです。

死後事務委任契約に盛り込む内容例

- 死亡届の提出、戸籍関係、公的年金・保険の手続きなど行政官庁の諸届
- 葬儀、納骨、埋葬にまつわる事務
- 医療・介護費用の清算
- 住まいに関する手続き、遺品の整理・処分
- 高齢者施設の施設利用料の支払い
- 水道光熱費など公共サービスの解約・清算
- 保有するパソコンのデータの消去
- SNSなどへの告知・閉鎖・解約・退会
- 親族などへの連絡　など

　注意したいのは、費用の面。死後事務は委任者が亡くなると始まりますがやるべきことが多く、医療・介護費用の清算や葬儀の手配など、さまざまな支払いも伴います。この辺りの費用や受任者に対する報酬は関しては、事前の取り決めが必要です。「一定額の金額を契約時に預託するなど解決手段はありますが、法的な整備も急がれます」（**新宮信之先生**）

　死後の手続きは家族・親族がするのが一般的で、その場合は死後事務委任契約を結ぶ必要はありません。他方、おひとり様にとっては終活のひとつとして、取り組んでみてもよさそうです。

判断能力の不十分な人を保護・支援する「成年後見制度」について知りたい

認知症などで判断能力が不十分になると、不動産や預貯金などの財産を管理したり、医療・介護サービスの利用や高齢者施設への入所に関する契約を結ぶことが難しくなります。また、自分にとって不利益な契約であっても判断がつかず、悪質商法の被害に遭うことは珍しくありません。こういった判断能力の不十分な方を保護・支援するのが「成年後見制度」です。大きく分けると法定後見制度と任意後見制度の２つがあります。

「法定後見制度は本人の判断能力が不十分になると、家庭裁判が選任した成年後見人などが本人を支援しますが、任意後見制度では本人に判断能力があるときに任意後見人を決め、判断能力が不十分になると、任意後見人が定めた事務を代行します」（新宮信之先生）

法定後見人制度の場合は家族や親族が後見人になるとは限らず、新宮先生のような専門職が任されることも。後見人候補や専門職に依頼したい場合は、元気なうちに任意後見制度を活用する必要があります。また、成年後見人への報酬は家庭裁判が目安を示していて、財産額にも

成年後見制度とは？

	法定後見制度	任意後見制度
制度の概要	本人の判断能力が不十分になった後に、家庭裁判所によって選任された成年後見人等が本人を法律的に支援する制度	本人が十分な判断能力を有するときに、あらかじめ、任意後見人となる方や将来その方に委任する事務（本人の生活、療養看護及び財産管理に関する事務）の内容を定めておき、本人の判断能力が不十分になった後に、任意後見人がこれらの事務を本人に代わって行う制度
申立手続	家庭裁判所に後見等の開始の申立てを行う必要	1. 本人と任意後見人となる方との間で、本人の生活、療養看護及び財産管理に関する事務について任意後見人に代理権を与える内容の契約（任意後見契約）を締結 →この契約は、公証人が作成する公正証書により締結することが必要 2. 本人の判断能力が不十分になった後に、家庭裁判所に対し、任意後見監督人の選任の申立て
申立てをすることができる人	本人、配偶者、四親等内の親族、検察官、市町村長など	本人、配偶者、四親等内の親族、任意後見人となる方（注1）
成年後見人等、任意後見人の権限	制度に応じて、一定の範囲内で代理したり、本人が締結した契約を取り消すことができる	任意後見契約で定めた範囲内で代理することができるが、本人が締結した契約を取り消すことはできない
後見監督人等（注2）の選任	必要に応じて家庭裁判所の判断で選任	全件で選任

（注１）本人以外の方の申立てにより任意後見監督人の選任の審判をするには、本人の同意が必要です。ただし、本人が意思を表示することができないときは必要ありません。
（注２）後見監督人等＝任意後見制度における任意後見監督人
法定後見制度における後見監督人、保佐監督人、補助監督人

出典：法務省ホームページ「Q1 ～ Q2 成年後見制度について」
http://www.moj.go.jp/MINJI/a01.html

よりますが基本報酬は月額約2万円から。「判断力は徐々に低下しますから、まずは見守りサービスから入り、身体が弱ってきたら財産管理や生活上の事務を任せる『財産管理契約』を結び、最終的には任意後見人制度を利用するなど、サービス・制度を使い分けるのもポイントです」

（新宮信之先生）

ケアマネ
372人に
聞きました

経済的な現実 法律や資金面のアドバイス

Q お金に余裕がなくても、
本人が望んだ形での在宅死は
実現できると思いますか？

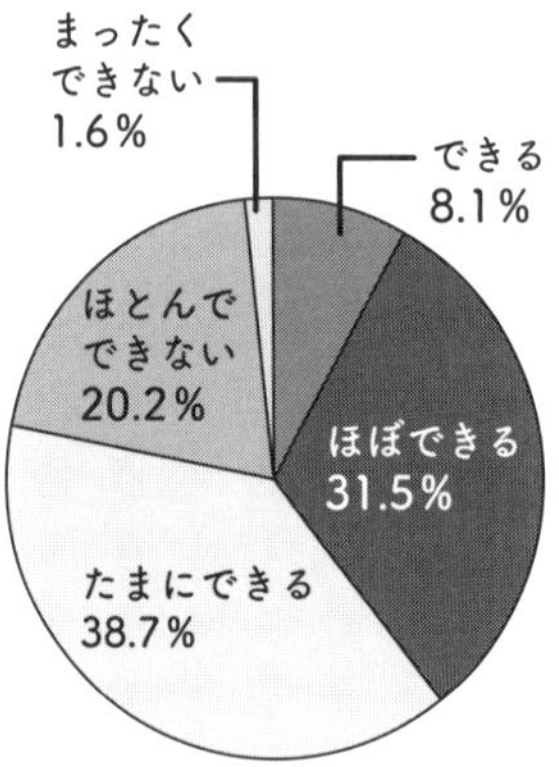

（n=372）
※四捨五入の関係で合計100%にならず。

肯定的・否定的な意見で
分かれることに

人生の最終段階になると、さまざまな医療・介護サービスが必要になり、それには当然お金がかかります。「ほとんどできない」「たまにできる」と回答した割合が多いのは、こういった事情があるからでしょうか。ただし、疾病や障害によっては医療費の助成・税金の免除を受けられることも事実。本人や家族の悩みは病気や介護のことだけとは限りません。法律やお金の面でアドバイスをするケアマネもたくさんいるようです。行政にも相談窓口があるので、困った場合は相談しましょう。

Q

望む在宅死を迎えるために、法律や資金面でどういったアドバイスをしたことがありますか？

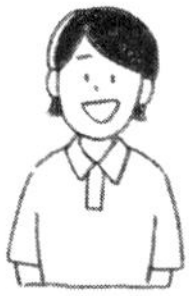

保険の活用や行政支援。遺言書の作成。

（匿名希望）

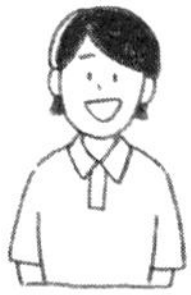

医療保険より介護保険のほうが負担が軽くなる場合にヘルパーさんを増やしたり、その人の病名や障害などで受けられる医療費助成や税金の免除などがないか調べて伝える。

（匿名希望）

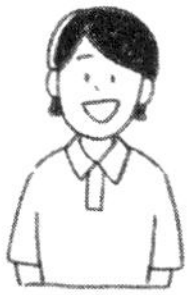

十分に話が理解できるときに任意後見や委任契約等について情報提供や、そこにつなげる支援を行ったことがある。

（匿名希望）

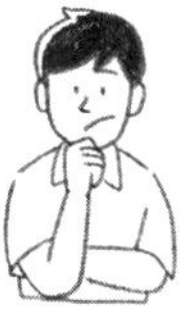

高額介護・高額介護予防サービス費、高額医療・高額介護合算制度等の説明。葬儀にかかる費用など。

（匿名希望）

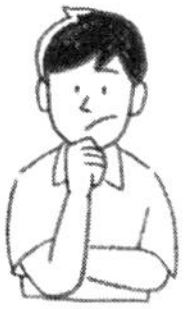

現在の資産（預金）・各種制度・保険・不動産等のファイナンシャルに関すること。相続等も一般的な知識として説明をしている。

（匿名希望）

Column

積極的に資産を運用したいなら「家族信託」という手もあり

後見人が被後見人の財産管理や身上監護を行う、成年後見制度。ただし、後見人にもできないことはあります。それが、積極的な資産運用です。例えば被後見人の保有株式は、証券会社に届け出ると売却できますが、新たに購入することはできません。不動産などの実物資産も同様の扱いで、居住用不動産を処分する際は家庭裁判所の許可を得る必要もあります。

ところが、中には「自分で財産管理をできなくなっても、身近な人に運用してもらいたい」と考える人もいるのでは？

そこで活用したいのが、家族に財産管理・処分の権限を与える「家族信託」です。例えば親が子どもに委託する場合は、親（委託者）と子（受託者）の間で公正証書などによる信託契約を結び、委託者は株や不動産、預貯金など信託財産の管理・処分権限を受託者に付与。子どもは運用・処分・管理などによる利益を親に渡します。成年後見制度は本人が認知症などの状態になるまで財産管理の委託は始められませんが、家族信託は判断能力のあるうちからスタートできます。「運用利益から自身の生活費をねん出したい」などの事情があるなら活用を検討しましょう。一方、誰を受託者にするかで親族内でもめたり、不動産などの名義は受託者に変更するなど、不安な面もあります。その際は、司法書士や弁護士に相談することです。（新宮信之先生）

パート 5

自分と大切な家族のために

心残りをなるべくなくし、家族に負担をかけるのを防ぐには

終末期を迎え、自分で物事を決められない状態になると、大事な判断を家族などに任せる局面がやってきます。家族にとっては本人の生死の在り方を決めることになり、心身への重い負担になることは間違いありません。厚生労働省の「人生の最終段階における医療に関する意識調査」（2018年）では、多くの人が大切な人の死に対して心残りがあり、本人や医療・介護従事者などと話し合いをしておけばよかったと回答しています（左図参照）。

こういった事態を避けるために最も大事なのは「ACP（アドバンス・ケア・プランニング）」の実践です。

「判断能力があるうちに受けたい医療やケア、どこでどうやって過ごしたいかをなど価値観を話し合い代理決定者を決めておくだけで、家族の負担は抑えられます」

（神戸大学医学部附属病院緩和支持治療科　木澤義之医師）

大切な人の死に対して「どうしていたら心残りがなかったか」

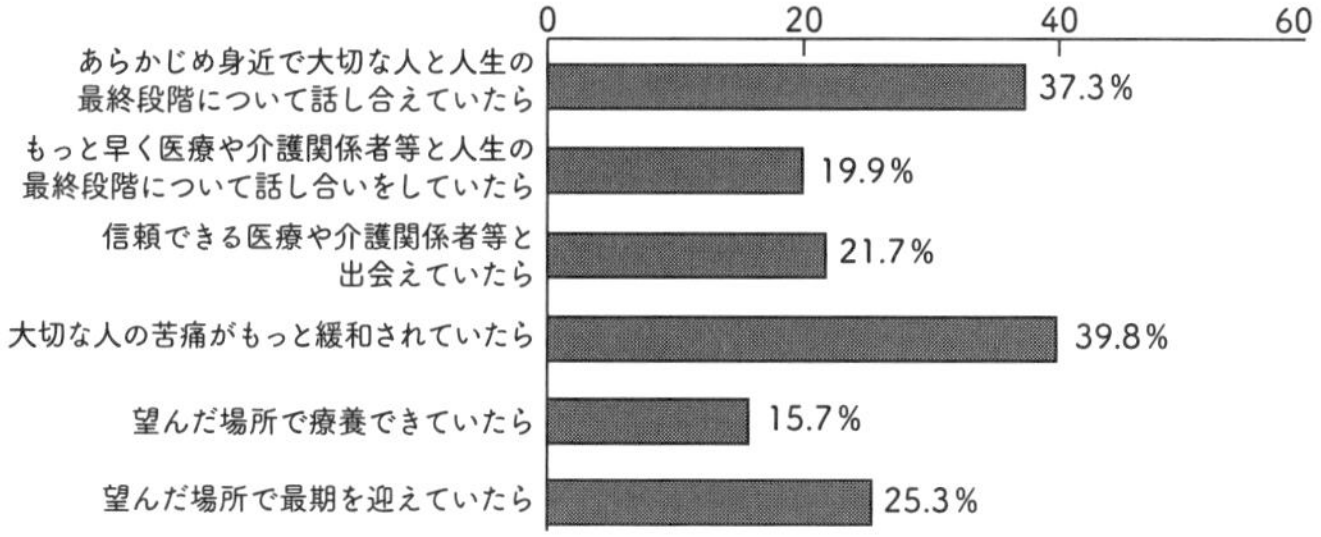

参考：厚生労働省「人生の最終段階における医療に関する意識調査」を基に作成
https://www.mhlw.go.jp/toukei/list/dl/saisyuiryo_a_h29.pdf

ACPについてはパート3でも解説しましたが、医療・介護従事者も交えて話し合うのがポイントです。今後の病状や生活の変化を前提に話し合うと、自身の価値観がより鮮明になり、「どうしたいか」が見えてきます。

「反対にしっかり話し合うことなく、いざというときに『お任せします』と医師に伝えると、医学的にできることがすべて行われます。それが本人にとって本当によいことなのか考えないといけませんし、残された家族の負担にもなりかねません」（木澤医師）

治療やケアのことだけではありません。パート4でも挙げたように、成年後見制度をはじめとする日常生活や資産の管理、遺言書も積極的に活用することで、大切な人にかかる負担は軽くなっていくでしょう。

グリーフケアとは？遺族ケア、悲嘆ケアについて

家族や親しい友人など大切な方との死別を経験すると、深い悲しみや失意、寂寥、なぜ自分がこの様な目にという不条理、そして生きていくための希望探しなどの複雑な感情が混在する状態に陥ります。身体的には食事がおいしくない・喉を通らない、睡眠の問題を起こしますし、行動では引きこもりがちになる・焦燥感など以前にはみられなかった変化に、日常生活への支障を生じることもあります。知識さえ持ち合わせていれば慌てることはないのですが、これらの変化に自らを疑ってしまい戸惑う人も少なくありません。

「グリーフ」は「悲嘆」と訳し、深い悲しみを意味します。悲しみの中にある人へのサポートである遺族ケア・悲嘆ケアを「グリーフケア」といいます。世界的な流れを見ますと精神科医による急性悲嘆の論文に端を発し、１９６０―70年代には欧米でホスピス運動が盛んになり、ターミナルケアが注目される流れで、遺族の問題にも高い関心が寄せられ始めました。その後、90年代に入り日本にグリーフケアの概念が導入されました。

大切な方の喪失には頭書の諸反応の他に、多様な様相が表れます。気力の喪失だけではなく、思慕の情や自責の念、怒りや敵意なども加わります。身体の違和感という体調の不調に、失意で免疫力が低下すると病気にもかかりやすくなる・持病が悪化することなどもあります。注意力の低下といった行動・認知機能にも影響を与えます。死別うつ病などは珍しくない死別反応なのです。

故人との関係性や、個人の脆弱を根幹にグリーフの症状や程度・期間には個人差が見られます。「周囲の人々は、『大事な方がいないのだから当然だろう』という程度の認識で、当事者のつらさが理解されていないことが問題です。だからこそ心身に不調のつらさを覚えたらグリーフケアを頼ってほしいと思います」

（日本グリーフケア協会会長　宮林幸江先生）

患者さんが亡くなった後に、遺族が同病院でグリーフケアを受ける、必要な場合は治療につなげる「グリーフケア外来」や「遺族外来」を設ける病院は、まれですがあります。全国にグリーフを抱えた人が集まり、お互いの気持ちを語り合う（体験の分かち合い）自助グループや遺族会が増えつつあります。遺族と接する機会の多い葬儀社が、グリーフケアとその一環として、遺族同士の交流会や専門家による講演会などを開催する、遺族の相談会や旅行などを通じて立ち直りを支援するといった新しい動きもみられ始めています。

グリーフケアでは、実際に何を行うのか

近年は日本グリーフケア協会による認定資格（『グリーフケアアドバイザー』）など、グリーフおよびグリーフケアの専門知識を持つ人材の育成が進んでおり、多様なプログラムを設けたプロフェッショナルの支援を受けることも可能です。グリーフケアの参加者の中には、『こんなに落ち込むなんて自分がおかしいのでは?』と疑心暗鬼で参加を決定してくる人も少なからずいます。

「そのため情報的なケアとしてミニ講義を設けています。講義後は、悲しみを抑え込まずに故人を語り、胸中を吐露することができます。そして心の重荷をおろす『カタルシス』を体験し、故人の「死」とともに自分の「生きること」についても整理をします。故人を眺めなおし、加えて自らの進む道を確認・導き出していきます。体験者談に耳を傾け、アドバイザーの助言と情緒的なケアサポートを受ける安心は大きいです」（宮林幸江先生）

立ち直るまでの期間のうちほぼ1年前後は嵐が吹き荒れるようで、その後もうつ様の症

状や体調の不安定感もだらだらと続きます（調査では悲しみのひと区切り感は４〜５年）。「多様な感情が渦巻き、どう整理してよいかわからないからこそ、信頼できる誰かに語ることです。悲嘆には個人差がありますが、程度と持続期間が過度であり、日常生活並びに社会生活に支障をきたした『複雑性悲嘆（病的）』の場合は、治療につなぐ必要性があります。一方、『正常悲嘆（単純性悲嘆）』の場合は、日々の苦労や努力の積み重ねのうえに『日にち薬』があり、時間の経過とともに苦しみは和らいでいきます」（宮林幸江先生）

注意点は、グリーフケアのプロセスは階段状には進まないことです。これは二重過程説といい、日々において天秤のように揺れ動きます。一方に喪失関連の塊（Ａ）、他方に今を生きぬく努力の塊（Ｂ）を載せているとしたら、ある日は（Ａ）の重さが目立ち、また次の数日は（Ｂ）状態で過ごせたというような動きです。ただし、揺れ動きつつも、時間軸で見ると悲しみの大波は中波に変わり、やがて小波へと進みます。理解しておきたいのは、グリーフの多様な症状は当たり前のように起きるということ。「大切な人がいなくなった後のＱＯＬを維持するためにも、グリーフについて知っておいてほしいと思います」（宮林幸江先生）

葬儀やお別れ会などのセレモニー、その後の法要やお墓参りなどの供養などは、悲しみを和らげていくための必要な機会であり通過点といえるでしょう。

看取りで後悔しないためにはどうすればよいでしょうか？

最近は、在宅で受けられる医療・介護サービスが24時間365日対応となりました。最期を過ごす場所は病院だけではなくなったのです。だからこそ、ご本人が話せる間に、これからどのように過ごしたいのか、話し合っておきましょう。ご本人が家で最期を迎えたいといっても、世話をする家族が高齢者であったり、病気を抱えていたり、仕事をしていたりすることもあります。在宅療養により、家族の健康維持や生活維持が困難になるのはよくありません。心配事がある際には、遠慮せず入院中から医師・看護師に相談して解決策を一緒に考えましょう。退院支援室や地域連携室は、自宅で安心して過ごせるようにサポートしてくれる部署なので、相談窓口となってくれます。

また、在宅療養をする際には、在宅医や訪問看護、介護職といった新たな人間関係が始まります。終末期に携わる医師や看護師は、病気だけでなく、その人らしさを支えたいと思っています。その方たちに、ご本人や家族のヒストリーを話してください。病気の話ではないところに、その人らしさが詰まっているのです。

在宅療養では、世話をする家族が「孤独にならない」ことが重要です。相談しやすい専門家を見つけておきましょう。頼れる人を見つけておくことが、在宅療養のコツです。

在宅看取りを希望していたが、病状の変化に家族が焦って救急車を呼んでしまうことがあります。救急隊は命を救う責任があるので救命措置を行います。そうなると、病院で看取りを迎えてしまい、家族の後悔が残ります。あらかじめ、在宅医や訪問看護師に、今後起こり得る変化、緊急時の連絡先、どのようなときに連絡すればいいのか、を確認しておきましょう。亡くなる前には呼吸の仕方や意識の深さが変わってきます。死期が迫った際の身体の変化を知っていると、慌てて救急車を呼ぶことなく対応することができます。

ご家族がどれだけ手厚くケアしても、大切な人を亡くすと悲しみとともに、多少の後悔が心に残るものです。後悔は、故人からのギフトとも捉えることができます。ただ、大きすぎる後悔は、それを抱えて生きていく遺族の苦しみを長引かせてしまいます。そのため、後悔を少しでも小さくするために、本人と話をして、医師や看護師とともに、納得しながら進めていくことが大切です。看取りは、納得も後悔も含めて、遺された家族の人生の糧《かて》になっていくのです。


（日本終末期ケア協会代表理事　岩谷真意看護師）

知っておくと役立つ終末期の心構えなどはありますか？

最近は、アドバンス・ケア・プランニング（ＡＣＰ）：人生会議という言葉が広がっています。ＡＣＰは自分のことを知ってほしい人と、そのときの不安や気がかり、心の支えなどを明らかにして過ごし方を一緒に考えていくプロセスで、１回限りではなく、繰り返し行っていくものです。ご本人が話したいタイミングで話したい相手と始めるものであり、誰かに強制されるものではありません。お孫さんと会う時間が大切なら、その時間に痛みが出ないようにするなど、大切にしたい過ごし方や価値観を共有しましょう。延命治療に関する意思表示である「事前指示書」とは違うということを知っておいてください。

また、残された時間と話ができる時間にはタイムラグがあります。ドラマでは息を引き取る間際まで会話ができるシーンがありますが、現実的には亡くなる数日〜数週間前に話ができなくなります。終末期には体が省エネモードとなり、眠っている時間が多くなったり、話がちぐはぐになったりします。これは人間の体の自然な変化です。最期の瞬間よりも、話ができる時間を大切にしてください。一緒に過ごした時間を語り合いながら、「いろいろあったけどよい人生だった」「頑張ってきた」と思えることで気持ちが穏やかになっていきます。感謝の気持ちなど伝えたいことは話ができるときに伝え、会わせたい人には早めに会えるようにしましょう。終末期に眠れているということは苦しんでいないということなので、決して悪いことではありません。自然な経過として見守りましょう。

看取り後には、大切な家族を失った悲しみである悲嘆を経験し、心身に悲嘆反応が起こります。絶望感、不安感、不眠、食欲不振など、症状はさまざまです。日常生活を取り戻すまでに必要な時間は個人差がありますが、悲嘆反応は誰にでも起こり得る正常な反応です。悲嘆は乗り越えるものでも、死を受容するものでもありません。「早く元気にならなくちゃ」と焦る必要もありません。また、悲しみの中にいる人に「もう1年経ったから元気を出しなさい」と声をかけることは避けましょう。悲しみに寄り添う姿勢が大切です。

日本終末期ケア協会では、看護師などの専門職が地域で終末期の家庭をサポートする「終末期ケア専門士」の育成を行っています。終末期ケアを支えるプロフェッショナルな人材に相談することで、ご本人やご家族の負担が軽減し、後悔が小さくなる環境を整えて命のことを話しやすい、そんな社会を作っていきたいです。

（岩谷真意看護師）

「グリーフケア外来」について教えてください

私が勤務する名古屋市立大学病院は、昨年10月にグリーフケア外来を開設しました。それまでも当院で亡くなった患者ご家族のグリーフに向き合ってきましたが、死別によるお気持ちのつらさを抱えている方を広く受け入れる必要があると考え、緩和ケア外来の公認心理師・臨床心理士が中心となり、外来を立ち上げたのです。

カウンセリングの対象となるのは、「大切な方との死別経験から、お気持ちのつらさを抱えている」「お気持ちのつらさに対して、カウンセリングを希望している」「主治医との相談が必要になるため、精神科・心療内科でまだ治療を受けていない」という方です。

身近な人が亡くなると、悲しみのあまり現実を受け入れることができない、暮らしがままならないといった時期が訪れます。その後、時間の経過とともに気持ちを整理して日常生活に戻っていくとご家族や周りの方がよかれと思い、「忘れたほうがいい」「そろそろ荷物を片付ければ」と声をかけることもしばしば。ところが、当事者からすると大切な人の足跡を消すのに罪悪感を持つことがあったり、誰かから気を使われることで故人を思い返してつらくなることもあります。そんな誰にも言えない思いをお話しいただき、適切なカウンセリングのもと、ゆっくり解決に持っていくのが、グリーフケア外来の役割です。そのままにするとうつ病のような状態になったり、社会を拒絶して引きこもるケースもあり、精神的な治療が求められる方を、スムーズかつスピーディに医療につなぐことができるのは医療機関ならではの特徴でしょう。

カウンセリングに当たって、心理師はなるべくご遺族のペースでお話ししてもらうことを心がけ、話をお聴きします。ただし、ご遺族が経験した喪失体験を完全に同じように体験することはできないので、ご遺族の気持ちを察し、寄り添い支える姿勢を大切に接しています。

カウンセリングの回数やかかわる長さに決まりはなく、ご本人の気持ちが落ち着くまで寄り添います。目指すのは、亡くなったことを肯定的に意味づけられる、心の中に思いを巡らせられるようになることです。一方で、亡くなったことを受け入れられない気持ちがあっても構いません。前向きにならないといけないと自己暗示をかけて苦しむこともあるので、カウンセリングを受ける方のありのままの気持ちを大事にしながら、再び歩み始めるまでをサポートしていくことになります。

（名古屋市立大学病院・公認心理師／臨床心理士　伊藤嘉規先生）

Column

状況の変化に応じて
思いが変わるACP(人生会議)は
繰り返し行うことが大切

ACPは自分自身が納得のいく最期を迎えるためだけではなく、もしものときにご家族などの代理決定者が治療・ケアについて難しい決断をする場合の重要な助けにもなります。決して強制されることではありませんが、話し合っておくことで心の負担は軽くなるでしょう。

注意してほしいのは、状況により話し合う内容が異なる点です。健康もしくは持病があっても安定している方なら、価値観や生命に対する考え方、回復の見込みが乏しい状態になった場合に望む治療・ケア、代理決定者を決めておくと十分でしょう。終末期の場合はさらに具体的な治療・ケア、希望する療養場所、心肺蘇生に関する希望、POLST(生命維持治療に関する医師の指示書)なども話し合っておくべきです。また、健康なときとそうでないときでは思いや希望が変わるかもしれません。ACPは一度すれば終わりなのではなく、病状が変化したときなど定期的に考えを整理して話し合っておくことが重要です。その内容を代理決定者の家族や知人、医療従事者などにも伝えておくと、本人の希望は尊重されやすくなります。医療従事者に希望を伝えたあとでも、いつでも内容を訂正することができます。

(木澤義之医師)

パート

6

サクッとわかる在宅死ロードマップ

在宅療養のロードマップ

この章では「家族と同居している現役世代」「高齢者世帯の老老介護」「ひとり暮らし」「住み慣れた家を離れた高齢者夫婦」の４つのパターンで、在宅看取りを実現するためのロードマップと、東京都の「やまと診療所」における在宅医療の取り組みを紹介します。

人生の最終段階にさしかかったときに在宅療養をする場合は、患者さん本人が自宅で過ごすことを希望していること（本人の意思）、在宅療養を支える訪問診療医、訪問看護師の存在が重要になります。すでに病気が治らない状態であり、死期が迫っていることを受け入れるまで、時間がかかることがあるかもしれません。在宅療養をするかどうか迷っている場合には、地域包括支援センターやかかりつけ医、最寄りの在宅療養支援診療所・病院などで相談してみましょう。また、65歳以上の人や40～64歳でがん末期などの特定疾患（１６８ページ）の人は、介護保険申請を行い、ケアマネジャーと相談して必要なサービスを活用することも大切です。

経過や必要なケア、サービスは十人十色です。在宅看取りを積極的にサポートする在宅療養支援診療所・病院、訪問看護ステーション、訪問介護事業者、ケアマネジャーのいる居宅介護支援事業者などがいるかどうかは、地域差もあります。在宅ケアは、家族や周囲の人に過大な負担を強いたり、虐待やネグレクト（介護放棄）につながったりする危険をはらんでいるのも事実です。そういったことを防ぐには、家族が介護する場合には負担を軽減し、家族だけで抱え込まないようにする必要があります。

在宅療養、在宅看取りは、マニュアル通りにやればうまくいくというものではありません。ロードマップは、人生の最終ラウンドを自宅で過ごした例としてご覧になり、ご自分に合った在宅療養生活を過ごしてください。

人生の最終段階で在宅療養をする際に必要なこと

・患者本人が病状・現在の状況を理解し、在宅療養を望んでいる（**本人の意思**）

・家族がいる場合は、家族の意思、協力体制を確認

・機能強化型の在宅療養支援診療所・病院へ**訪問診療**を依頼

・**訪問看護**を機能強化型の訪問看護ステーションなどに依頼

・65歳以上で介護が必要、40～64歳でがん末期など特定疾患なら、**介護保険**を申請（P.169参照）し、ケアマネジャーにケアプランを相談
・40歳未満の人は、福祉用具の貸与、経済面などでの支援制度がないか、市区町村に確認

会社員の妻（52歳）、社会人の長女（別居、24歳）、
大学生の長男（同居、22歳）

緩和ケア外来で痛みの治療とともに、ACP、療養場所の相談をする（妻も同席）

▶ 参照 P.140

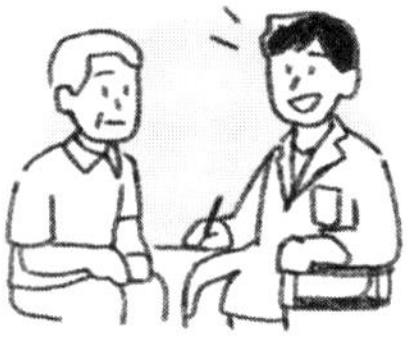

妻も今後のことを考えると眠れず、緩和ケア外来を受診。睡眠導入剤を服用することに

在宅療養支援診療所に訪問診療依頼、週1回・もともと使っていた経口の医療用麻薬を継続

▶ 参照 P.85

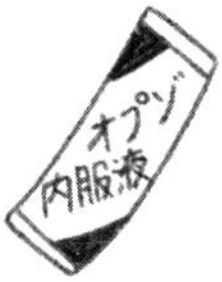

長女が、母親を心配し、自宅で看取ることに反対。Tさんの強い希望を伝えられ、在宅医にも説明を受けて納得。毎週末自宅へ帰って手助けすることを約束

▶ 参照 P.126

ポイント

人生の最終段階が近づいているということを受け入れるのには時間がかかりますし、本人と家族とでは認識に差がある場合があります。つらいことですが、主治医や緩和ケア医などに、今後の見通しや最終的な療養場所の相談ができる場所を聞くことが大切になります。

仕事、人間関係の修復、家族と行きたいところへ行く、会いたい人に会っておくなど、優先順位をつけてやりたいことをやっておくようにしましょう。

最期まで家で過ごすのか、人工呼吸器は使うかなどの希望は、状態によって変わることもあるので、必要に応じて、在宅医や訪問看護師が本人と家族の意思を複数回確認します。

がん末期の場合は、訪問看護を医療保険で利用できるので、介護保険申請をしなくても訪問看護が利用できます。

40～64歳でも、がん末期など特定疾患で介護が必要な状態であると認定されれば、介護保険が利用可能です。通常は介護申請後、認定結果が出るまでに1～2ヶ月かかりますが、厚生労働省が、がん末期の患者さんの介護認定の迅速化を求める通知を出しており、自治体によっては1～2週間で認定結果が出ます。また、急ぐ場合には、暫定ケアプランで、介護保険サービスを利用し始めることができます。

58歳会社員Tさん（がん患者さんのケース）大腸がんでリンパ節と肺、肝臓に転移あり、手術ができなかった。

START

できる限り仕事を継続し、がん治療を受けてきたが最後の薬物療法と言われる
▶参照 P.34

最終的には自宅で過ごしたいと考え、病院の相談室で医療ソーシャルワーカーに相談。がんの在宅看取りに力を入れている近所の在宅療養支援診療所を紹介してもらう
▶参照 P.56

仕事の引き継ぎ、できることは在宅勤務で続けることに
▶参照 P.24

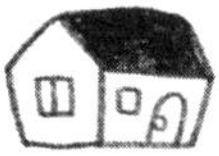

4週間後

通院で最後の薬物療法を受けたが、がんが大きくなって息苦しく、付き添いがないと通院できない状態に

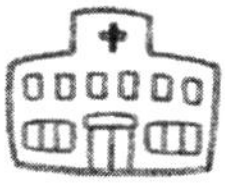

介護保険申請
▶参照 P.169

訪問看護週2回スタート／バイタルチェックや不安の軽減、入浴介助

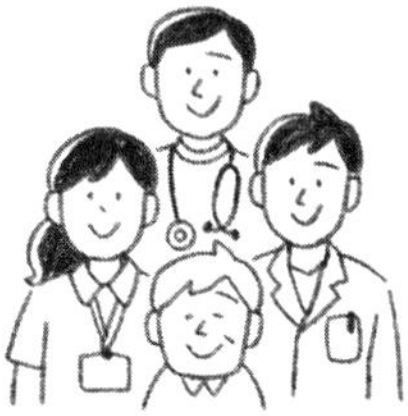

翌日、市の担当者が訪問調査

地域包括支援センターで紹介してもらったケアマネジャーに依頼
▶参照 P.57

暫定ケアプランで介護用ベッドと床ずれ防止エアマット、車椅子を借りる。ベッドはトイレに最も近いリビングに置くことに。トイレと浴室に手すりを設置

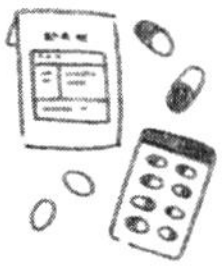

息苦しさと痛みが強くなり頻繁にレスキュー（とん服）薬を使うように。経口の医療用麻薬を増量

▶参照 P.85

在宅医が往診。頭を打ったり骨折がないことを確認

▶参照 P.88

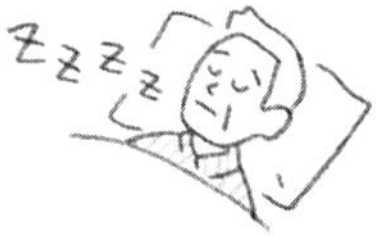

在宅医が往診。「話をしなくなっても聞こえているからTさんに話しかけてあげください」と家族に伝える

▶参照 P.91

呼吸が止まったとの連絡を受けて、在宅医が往診。死亡診断書を書く

介護用ベッドや床ずれ防止エアマット、手すりなどの福祉用具も、介護保険を使えば、利用者負担1～3割でレンタル利用できます。40～64歳の利用者負担割合は1割です。

家族や親戚に、在宅看取りや人工呼吸器を使わないことなどに反対しそうな人がいる場合には、患者さん本人の意思を伝えたり、在宅医などに説明してもらう機会を持つことが重要です。事前に説明しておけば、Tさんの意識がなくなってから駆けつけてきた親戚が、本人の意に反して救急車を呼ぼうとするなどということも防げます。

機能強化型の訪問看護ステーション、在宅療養支援診療所・病院では、24時間体制で対応し、必要に応じて、夜中であっても緊急の訪問看護や往診を行います。

息を引き取る瞬間に、家族や医師、看護師などがそばにいなくても大丈夫です。家族がそばに付き添っている必要もないので、死期が迫っているとみられるときでも家族はできるだけ普段通り眠るようにしましょう。朝起きてみたら息をしていなかったという場合でも、警察が入る心配はなく、訪問診療をしていた在宅医が死亡診断書を作成してくれます。

エンゼルケアは、洗髪や髭剃り、体の清拭などをし、その人らしい容貌や装いに整える死後の処置・ケアのことです。家族への精神的なケアも含みます。エンゼルケアは、看護師が家族と一緒に、葬儀会社が実施したり宗教的な行事としてほどこされたりする場合もあります。

6週間後

2週間後に要介護判定結果郵送で受け取る・要介護2
▶参照 P.169

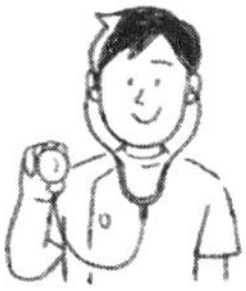

Tさん、在宅医に「死ぬのが怖い」と話す
▶参照 P.92

Tさんの希望で、妻はフルタイムの仕事を継続していたが、介護休暇を取得

訪問介護週2回、入浴介助、清拭など

訪問看護週3回に

Tさんは、食欲が落ちたものの食事や身の回りのことはできる状態。調子のよいときには、友人に会ったり、自分史を書く

夜中に、Tさんが「わけのわからないことを言ってベッドから落ちた」と妻が、訪問看護師へ電話 ▶参照 P.108

8週間後

好きなものだけ口にするように。ベッドにいる時間が長くなる。トイレへはなんとか歩いていける状態 ▶参照 P.91

訪問看護週4回に

9週間後

ゼリーだけ食べる。立てなくなり、紙おむつを使用。話せないが、家族が呼びかけるとうなずく ▶参照 P.91

長女、帰宅。父に付き添って寝る。妻、長男も交代で付き添う ▶参照 P.91

意識が混濁しているということで、看護師が朝、夕訪問
▶参照 P.91

2日後、家族に見守られ、自宅で穏やかな看取り
▶参照 P.120

訪問看護師が、妻と一緒にエンゼルケア（死後処置）

看取り

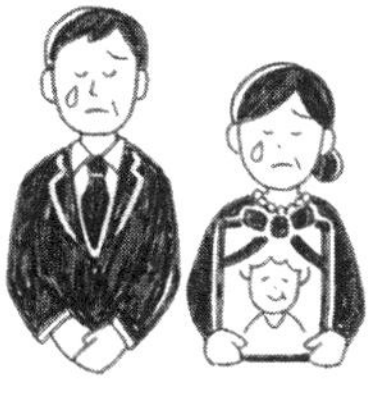

1ヶ月後、妻、グリーフケアを受ける
▶参照 P.182

認知症の夫B（同居、84歳）、
専業主婦の長女（別居、58歳）がいるが、姑を自宅で介護中

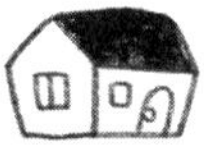

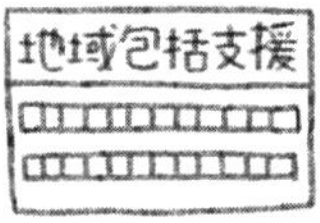

認知症の夫の入れる施設を探す。特別養護老人ホームに申し込むが、要介護３では難しいと言われる

自分のことで精一杯になってきたので、夫の介護施設入所を検討／夫嫌がる ▶参照 P.66

Cさん　介護用ベッドとエアマット、車椅子などの福祉用具をレンタル。トイレと浴室に手すりを設置。週３回訪問介護家事援助・配食サービス利用／夫は週4回デイサービスへ

ポイント

訪問看護を早めに導入すると、人生の最終段階の過ごし方の相談などもできます。高齢者の場合は、薬の服薬管理のために、医療保険で訪問看護や訪問薬剤師などを活用する人も。

介護保険申請が自分や家族ができないときには、地域包括支援センター、居宅介護支援事業者（ケアマネジャー）、介護保険施設の職員などに申請の代行を依頼できます。

高齢者の場合、もともと臓器機能が低下していることも多く、がんの治療、在宅緩和ケアでも、併存疾患も考慮した治療が必要になります。

介護が必要な夫が今後どう過ごすかが気がかりだったようです。ただ、夫という話し相手がいることでCさんの不安が軽減されたことも確かで、迷いながらも夫本人の希望で一緒に自宅で過ごすことになりました。

末期のがん、重症筋無力症などの特定疾患、人工呼吸器使用などの条件に当てはまるときには、訪問看護が医療保険で週4回以上利用可能です。

介護保険で福祉用具のレンタルや購入ができるのは原則要介護2以上の人です。要支援や要介護1でも、末期がんなど急速な悪化が見込まれる場合には、主治医意見書や医師の診断書等にその旨の記載があれば介護保険を使って福祉用具が利用できます。

82歳Cさん（老老介護のケース）　75歳のときに手術を受けた乳がんが再発・リンパ節、骨と肺に転移。84歳の夫は認知症（要介護3）で、Cさんが介護していた。

START

乳がんが再発し外来で薬物療法

薬物療法中、体調が悪化したため訪問看護週3回利用。訪問看護師に、「以前の入院経験から入院はこりごり。ずっと家にいたい」と伝え、夫の介護のことも相談　▶参照 P.108

薬物療法と並行して緩和ケアを受ける　▶参照 P.112

体力が急激に低下し介護が必要な状態に。自分の介護保険申請を地域包括支援センターに依頼　▶参照 P.57

4週間後

抗がん剤の副作用で心不全になり、薬物療法中止。本人の希望もあり、これ以上薬物療法はしないことに

夫のケアマネジャーに自分のケアプランも依頼　▶参照 P.71

要介護1　▶参照 P.167

訪問看護週3回　▶参照 P.169

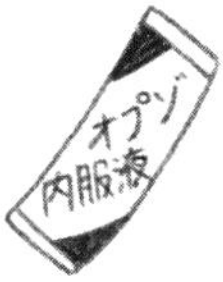

訪問看護師から紹介された在宅療養支援診療所に訪問診療依頼（週1回）。もともと使っていた経口の医療用麻薬を増量　▶参照 P.84

調子のよいときには料理や洗濯をするが、すぐ息苦しくなり、日中も頻繁に横になるように

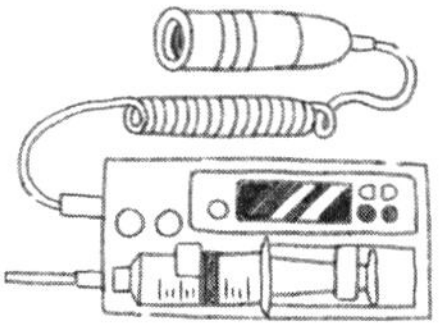

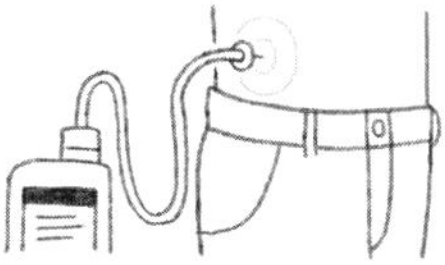

訪問診療医より「あと1～2週間かも」という連絡を受け、長女、姑をショートステイに入れて里帰り。Cさんの介助

▶参照 P.90

Cさんの夫は、昼間は小規模多機能型居宅介護事業所のデイサービスを利用し、夜は家に帰る生活に。Cさん亡きあと、ひとり暮らしが難しいようなら、グループホーム（認知症対応型共同生活介護）の入所も検討中。

▶参照 P.44

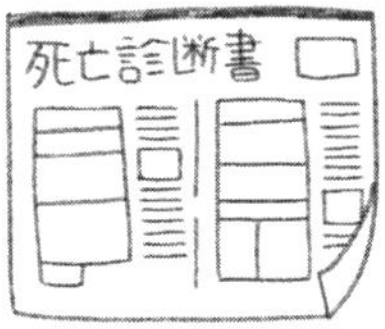

状態が悪化して介護量が増えたときには、住んでいる市区町村の介護保険窓口へ区分変更申請をすることができます。この申請も、ケアマネジャーや地域包括支援センターなどに代行を依頼できます。

要介護度の区分変更申請後の要介護度は、申請日に遡って適用されます。ただ、どういう結果になるかわからないため、区分変更申請中は、現在の要介護度の利用限度額の範囲でケアプランを作成します。

Cさんの場合は、長女が帰ってきて支えましたが、最期まで高齢者夫婦だけで過ごすことも可能です。離れて暮らす家族は自分の生活と介護のバランスを考えつつ、後悔が少ないようにかかわることが大切です。

ポータブルトイレは、レンタルができず、購入する必要があります。特定福祉用具販売の指定を受けた事業者から購入すれば、介護保険が利用でき、1～3割の自己負担で購入できます。杖、シャワーチェアなど福祉用具の多くは、購入やレンタルの際に介護保険が利用できるので、事前に、ケアマネジャーに相談しましょう。

小規模多機能型居宅介護事業所は、中重度な要介護者が、自宅で暮らし続けられるように支援する小規模な施設です。通常のデイサービスより時間が長く、希望すれば夕食まで食べられ、宿泊も可能です。認知症の人の場合には、終のすみ家として、自宅のように暮らせるグループホームも選択肢のひとつとなります。

介護をしていた人が人生の最終段階に入った場合には、残された要介護者がどこでどのような生活をするのか考えることも重要です。

6週間後

要介護度区分変更申請
▶参照 P.168

息苦しさと痛みが強くなり、在宅医へ連絡。緊急往診。経口の医療用麻薬を増量
▶参照 P.104

訪問看護週4回に
▶参照 P.169

7週間後

訪問介護、週5日、朝夕身体介護各30分利用

痛みが強いが薬が飲めないときがあるので、24時間持続皮下注射の医療用麻薬に切り替え
▶参照 P.109

訪問看護毎日に

訪問介護毎日に、訪問入浴週1回も追加

Cさん要介護4に

好きなものだけ口にするように。ベッドにいる時間が長くなる。ポータブルトイレを利用
▶参照 P.91

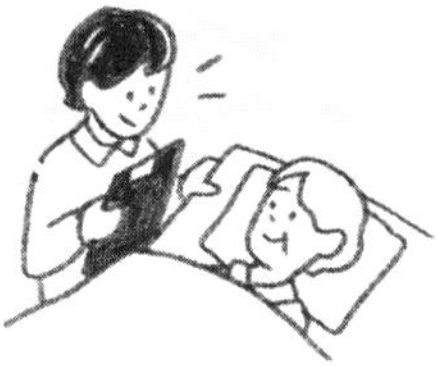

急変し、自宅で亡くなる

看取り

訪問看護師が、エンゼルケア（死後処置）

連絡を受けて、在宅医が往診。死亡診断書を書く
▶参照 P.28, 158

夫Fさん（80歳で他界）、子どもはいない

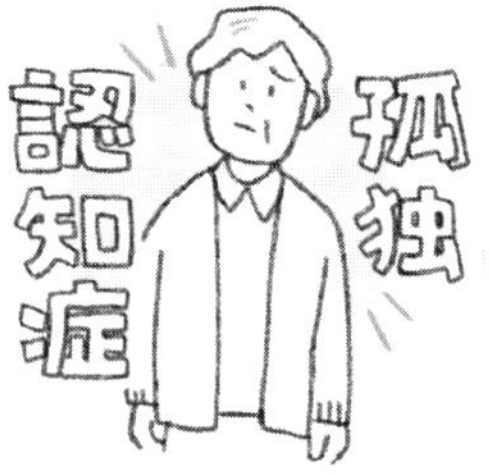

要介護2

懇意にしている隣の家の人に合鍵を預ける

がんと診断される前から、毎日配食サービスを利用。その担当者が声をかけて安否確認
▶参照 P.68

介護用ベッドとエアマットなどの福祉用具をレンタル。手すりなどの福祉用具購入。週3回訪問介護の家事援助と身体介護・訪問入浴週1回。調子のよいときには、ホームヘルパーと車椅子で散歩をする
▶参照 P.71

ポイント

65歳以上の高齢者は、介護が必要な状態と認定されれば、がんなどの治療中でも介護保険が使えます。最期まで家で過ごしたいと考えているなら、早めに介護保険や訪問看護を導入しておくと、通院できなくなったときに、タイミングを逸せずに通院治療から訪問診療へ移行しやすくなります。

ひとり暮らしで子どもがいない人の場合には、本人の意識がなくなったとき誰が医療費や介護費の支払いをしたり、死亡届を出すなどの手続きをするのかを決める必要があります。身内が誰もいないか、かかわりを拒否した場合には、成年後見人制度（P.174参照）の利用を検討します。生活保護を受けている人はケースワーカーが対応します。

人生の最終段階では、人間関係の修復をすることも大切です。自分ひとりではどうしていいかわからないけれども親戚との関係を修復したいなど、気がかりなことがあれば、訪問看護師、病院の相談員、在宅医など、話しやすい人に相談してみると修復の糸口が見つかる可能性があります。

ひとり暮らしの人は、訪問診療、訪問看護、訪問薬剤師、ケアマネジャー、介護保険のサービスだけではなく、隣人や友人、民生委員など、協力が得られる人の力を総動員することになります。

79歳Mさん（おひとり様のケース）　夫に先立たれてからはひとり暮らし。肺がんステージ4の診断時に認知症であることもわかった。

START

肺がんステージ4・内服薬の薬物療法開始

肺がんの診断とともに認知症であることが判明。身の回りのことはほとんど自分でできるが、薬の管理が難しい状態

介護保険申請。地域包括支援センターが代行 ▶参照 P.27

病院の医療ソーシャルワーカー（MSW）が、最終的な療養場所の希望を聞くと、「絶対に病院や施設には入りたくない」最期まで自宅で過ごすことを希望。84歳の姉が病院の保証人になっていたが、具合が悪くMさんの介護は手伝えない。遠方に住んでいる50代の甥がいるが10年以上会っていない ▶参照 P.138

訪問看護週3回。服薬管理、体力維持のためのリハビリをする ▶参照 P.169

3週間後

体調を崩し薬物療法を中止 ▶参照 P.37

甥は以前、親の財産争いで疎遠になった兄の子で多忙。訪問看護師の仲介で連絡を取り、Mさんと久しぶりに会う

地域包括支援センターで紹介してもらったケアマネジャーにケアプラン作成を依頼 ▶参照 P.71

かかりつけ医に紹介された在宅療養支援診療所に訪問診療依頼。週1回訪問診療・経口の医療用麻薬を使い始め息苦しさが楽に ▶参照 P.104

甥が金銭の管理と、Mさんの死後、死亡届を出すなどの手続きをすることに合意 ▶参照 P.172

あまり食べられなくなったため、配食サービスは中止

ケアマネジャーが要介護度区分変更申請

▶参照 P.75

要介護4に

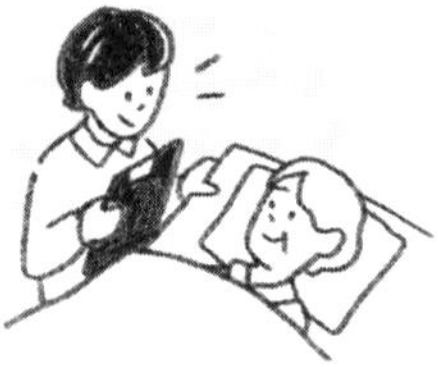

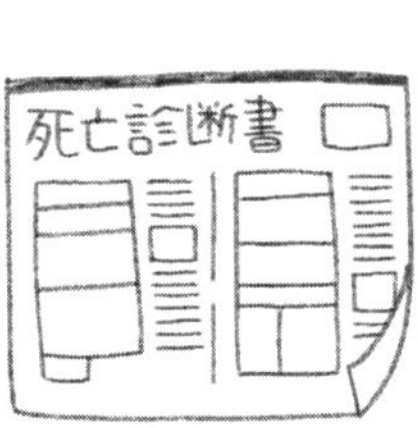

本人の希望にもよりますが、ひとり暮らしで容態が不安定になってきたときには、訪問看護と訪問介護、訪問診療を別の日にし、毎日誰かが訪問するようにすることが多くなっています。毎日人が出入りするのは煩わしいという人は、訪問看護と訪問診療は同じ日にするなど調整します。

介護の必要度が上がったときには、区分変更申請をします。要介護度が上がった場合には、申請日からその介護度の利用限度額の範囲で介護保険のサービスが使えます。

ひとり暮らしの人の場合、定期巡回・随時対応型訪問介護看護を利用する方法もあります。朝昼夜15分ずつなど、定期的にホームヘルパー・訪問看護師が訪問して着替え、服薬管理、排泄介助などをするサービスです。何かあったらケアコール端末を押すと、すぐに定期巡回の事業所の担当者につながる安心感もあります。

ひとり暮らしの人の家の鍵は、暗証番号を知っている人だけが開錠できるキーボックスなどで管理します。

家族が一緒に住んでいても、息を引き取る瞬間に誰もそばにいないというのは珍しいことではありません。定期的に訪問していた在宅医が死亡診断書を書き、身内がいればその人（Mさんの場合は甥）が死亡届の提出、火葬など死後の手続きを進めます。

死後の手続きなどをする身内、成年後見人もいない場合には、住んでいる市区町村の担当者が埋葬、遺品の処分などを行います。財産の処理、遺品の整理の方法は、ある程度元気なうちに決めておくことが大切です。

5週間後

息苦しさと痛みが強くなり頻繁にレスキュー薬を使うように。経口の医療用麻薬を増量

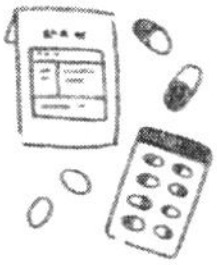

急激に体力が落ち、昼間も横になっている時間が長くなる

▶参照 P.34

6週間後

経口の医療用麻薬を飲んだかどうかわからないことが多くなったため、24時間持続皮下注射に切り替え

▶参照 P.109

ベッドから下りて立ち上がれなくなり、座り込んでいるところを隣人が発見し、訪問看護師に電話

▶参照 P.108

7週間後

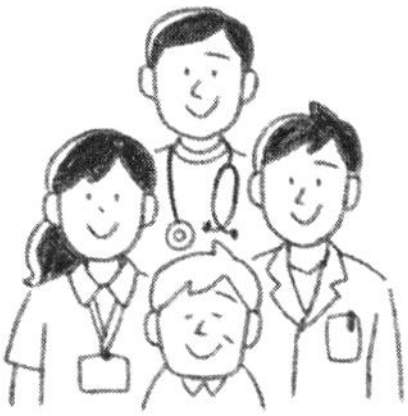

訪問看護毎日、訪問介護毎日朝・夕に

8週間後

ホームヘルパーが、朝訪問したときにMさんが息をしていないことに気づき、在宅医に連絡

▶参照 P.48

看取り

連絡を受けて、甥が駆けつける

▶参照 P.174

連絡を受けて、在宅医が往診。死亡診断書を書く

▶参照 P.28, 158

妻Bさん（74歳）、社会人の長男（別居、50歳）、
社会人の長女（別居、48歳）

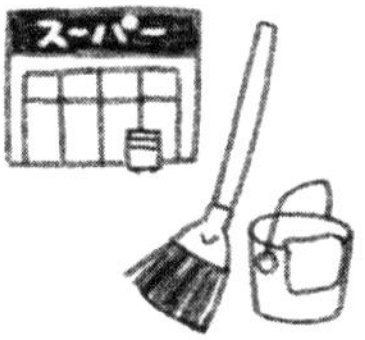

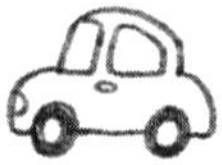

ポータブルトイレの掃除などのため、訪問介護毎日に。訪問入浴週1回を追加

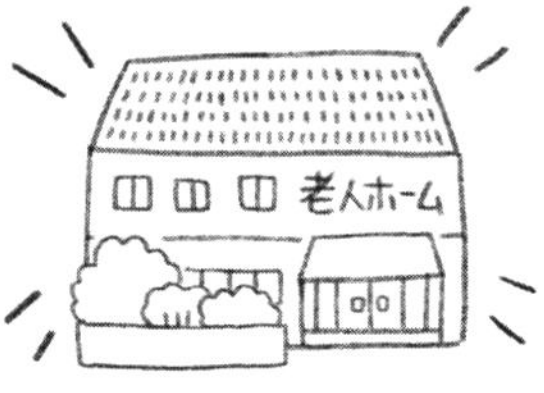

ポイント

介護者も高齢者である老老介護の場合には、介護保険で訪問介護の生活（家事）援助も利用できます。ただし、訪問介護の家事援助の対象は要介護者（このケースではNさん）だけです。家族の食事の準備や洗濯、庭の草むしりや要介護者が使わない部屋の掃除などはサービスの対象外になります。昔ながらのお手伝いさんとは混同しないようにしましょう。

介護保険サービスは、基本的に、要介護度に応じた利用限度額の範囲内で利用できるようにケアマネジャーがケアプランを作成します。老老介護やひとり暮らしの人のなかには、訪問介護などの回数を増やすために、介護保険の利用限度額を超えてサービスを利用する人もいます。

ずっと自宅で過ごしたいと希望していても、介護者の状況などによって、それが叶わない場合もあります。そうなったときどういう選択肢があるかは、ケアマネジャーや地域包括支援センター、訪問看護師、在宅医などに相談するとよいでしょう。

自分でトイレに行けなくなったときには、寝室にポータブルトイレを置くことがあります。前述のように、ポータブルトイレは介護保険を利用すれば1～3割負担で購入できます。木目調、水洗式など、さまざまなポータブルトイレが出ています。

78歳Nさん（施設内での看取りのケース） 脳梗塞になり自分ひとりで身の回りのことを行うのが少し困難になった。途中から住み慣れた家から夫婦で施設へ移った。

START

75歳のときに脳梗塞を発症し右半身麻痺に。左手で食事をするなどある程度、身の回りのことはできるが、4歳年下の妻がNさんを介護をすることに

介護保険の申請 ▶参照 P.166

要介護3

訪問診療週1回、訪問看護週1回。リハビリのデイサービス週3回利用。妻は比較的元気でNさんを支えるが、介護疲れ緩和のため、Nさんはショートステイを月4日間利用 ▶参照 P.169

3年後

Nさん、肺炎で入院。退院し自宅へ戻るが体力低下。妻が介助するが、歩いてトイレへ行くのが大変になった ▶参照 P.43

介護保険の要介護は4に。訪問診療週1回、訪問看護週1回。リハビリなどのデイサービス週4回利用（入浴はデイサービスで）、訪問介護週3回利用 ▶参照 P.169

3年半後

妻が腰を痛めて、Nさんの介護が難しい状態に ▶参照 P.126

Nさんは、以前から利用していた老人保険施設のショートステイに2週間入る ▶参照 P.50

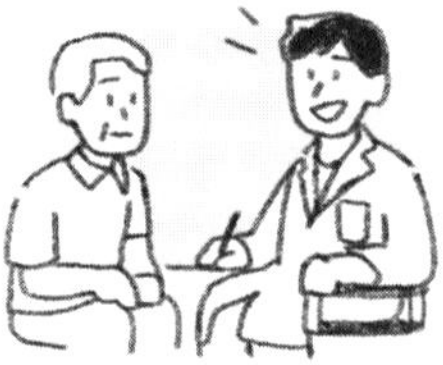

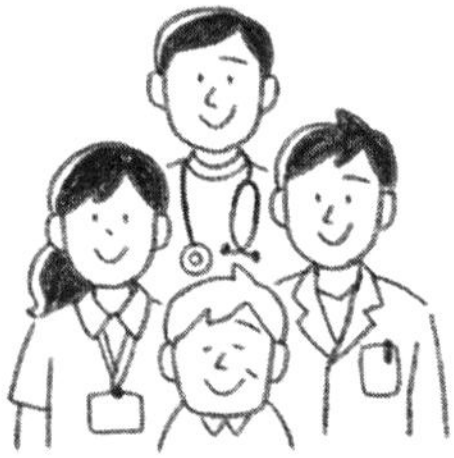

妻は、サ高住で体操や趣味のサークルを楽しみながら生活。腰の調子は徐々に回復

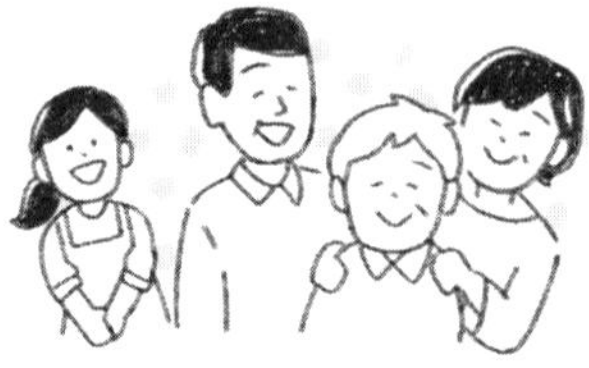

サービス付き高齢者向け住宅（サ高住）は、高齢者向けのサービスが付いた賃貸住宅です。単身居室と2人用居室があり、夫婦や親子で入る人もいます。介護を受ける場合には、介護保険を使ってサービスを利用することになります。その事業者は、サ高住が指定の業者しか利用できないところもありますが、利用したことのある訪問看護ステーションなど自分で選んだ事業者を指定できるところもあります。

最期の看取りの場所は、病院、看取りをしている特別養護老人ホームや有料老人ホーム、グループホーム、小規模多機能居宅施設などの選択肢があります。特別養護老人ホームは、要介護3以上の人が対象ですが、要介護4・5の人を多く入れるような措置が取られているため、要介護3の人は入りにくい面があります。また、特別養護老人ホームは比較的利用料が少なくて済むため人気が高く、数ヶ月から数年待たないと入れないのが実情です。

がんの患者さんの場合には、その他、緩和ケア病棟に予約申し込みをしておいて、空きが出たとき、かなり介護が必要な状態になったときに入院するという方法もあります。最期は緩和ケア病棟や介護施設に入るつもりだったけれども、自宅で亡くなったというケースも少なくないそうです。

Nさんの場合は、サ高住が最終的な自宅となりました。これも在宅死のひとつのケースです。

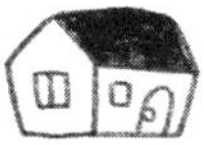

介護施設への入所も検討するが、Nさんは嫌がり、自宅で過ごすことを希望 ▶参照 P.138

夫婦で近所のサービス付き高齢者向け住宅（サ高住）に入居

自宅へ来てもらっていた在宅ケアチームに、訪問診療、訪問看護を依頼。介護保険を使って訪問看護、訪問介護を受ける ▶参照 P.71, 88

Nさん、眠るように亡くなる ▶参照 P.120

看取り

訪問看護師が、エンゼルケア（死後処置）

連絡を受けて、在宅医が往診。死亡診断書を書く ▶参照 P.28, 158

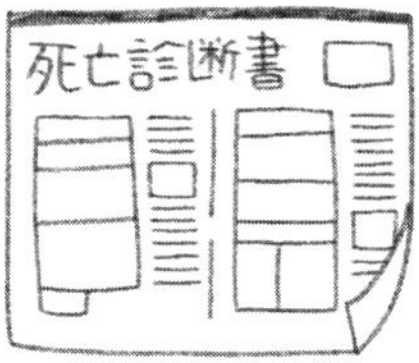

1週間後、妻、グリーフケアを受ける ▶参照 P.182

ケーススタディ
やまと診療所における在宅医療の取り組み

自宅で、自分らしく最期まで生きて亡くなる世の中に

東京都板橋区を中心に在宅医療を展開する、やまと診療所。2013年に前身となる、やまと在宅診療所高島平を開設以降、約5000人の患者を受け入れ、看取りまでを提供しています。最も受け入れが多いのはがん患者（43・7％）で、フレイル（10・5％）や認知症（8・9％）、脳卒中（6・5％）など、がん以外の患者の方も診ています（2021年9月1日現在）。

「在宅で終末期を過ごすということは、最期まで自分らしく『生きる』ことです。患者さんやご家族の世界観を尊重して、希望する医療を提供することを最優先で考えています」と話すのは、同診療所副院長で緩和ケアが専門の柳澤博医師。現在は1200名の患者さんを17名の常勤医と20名の非常勤医が手分けして診療にあたっていますが、どのような流れで受診が始まり、看取りまで行うのでしょうか。

「訪問診療を希望される患者さんやご家族からの直接のお問い合わせや、病院内の退院相談支援室のMSWや看護師さんからご紹介いただきます。そのうえで専門スタッフが伺い、在宅医療や医療保険・介護保険について説明し、患者さんの症状やお住まいのエリアなども確認します」

（TEAM BLUE やまと診療所・副院長　柳澤博医師）

受け入れが決まると、必要に応じて関係するケアマネジャーや介護サービスへの連絡・調整も行い、訪問診療が始まります。「在宅を選ぶということはすでに症状が悪く、がん患者さんであれば初回受診から看取りまでの期間は平均で2ヶ月。がん以外の患者さんは1～2年ですが、長い方だと5年以上お付き合いのある方もいます（柳澤博医師）」

訪問のペースは2週間に1回が基本ですが、非がんで身体が元気なうちは月1回ということも。医療に加え生活環境のサポートを行います。

一方、がん患者さんには痛みを取り除く緩和ケアを中心に行い、具合が悪化すると訪問頻度を週1回に増やします。「がんの症状はさまざまあり、痛みの治療だけではなく、食べることができないなら点滴、肺がんで息苦しいなら酸素など、症状に応じて治療の内容や訪問回数を調整します（柳澤博医師）」

例えば、がんの痛みを和らげる「オピオイド」という薬。最初は内服薬を使いますが、症状が悪化して飲むのが大変だと判断したら貼り薬に変更し、さらに痛みが強くなると専用のポンプを使い、痛みのあるときに患者さん自身がボタンを操作してオピオイドを投与する「ＰＣＡ（Patient Controlled Analgesia：自己調節鎮痛法）」を使います。

「がんの症状には『ブレイクスルーペイン』と呼ばれる、突然襲われる痛みがあります。薬剤の量を調整しながらＰＣＡを使って、痛みをコントロールするのです（柳澤博医師）」

なお、やまと診療所の場合は、患者さんの生活を支える専任アシスタントの「在宅医療ＰＡ」が主治医に同行するのが特徴です。「医師と患者さんの間に立つ役割で、私が話したことでわからないことがないか尋ねてわかりやすく伝えたり、患者さんやご家族が医師に言いにくい・聞きにくいことに答えます。当院では自分らしく生きることを支えるため、ＡＣＰ（人生会議）にも積極的に取り組んでいますが、診療中に考え方が変わることは当たり前のこと。ＰＡがまずご要望をお聞きし、医師にフィードバックすることもあります。患者さんとご家族にとって身近な存在です（柳澤博医師）」

『温かい亡くなり方』が実現しやすい自宅での最期

そして、看取りまで１週間ほどになると患者さんの意識は途切れ、食事もできなくなります。この段階ではご家族から見るとつらそうに見えても、意識のない患者さんはそれほどの苦痛がないこともあります。身体の変化に対する家族の不安を取り除くように努め、ご家族から連絡があればできるだけ主治医が駆けつけ、自然な形での最期を見守ります。「私の経験的な感覚では、住み慣れない病院より、勝手知ったる自宅にいる方がせん妄は起きにくく、痛みを最小限に抑えながらみんなに囲まれ最期を迎える『温かい亡くなり方』が実現しやすくなります。そういった方が増える世界を目指しています（柳澤博医師）」

いまや、在宅だからといって痛みが取れない、治療ができないということはなく、病院と同じような終末期の治療を受けられるようになりました。かつ、やまと診療所のような人生の最期に寄り添った在宅医療があることで、自宅で亡くなることは当たり前になりつつあります。訪問看護と連携しながら治療にあたることで、ひとり暮らしの方の看取りも実現できます。「不安はあるでしょうが、がん以外の患者の方はケアマネジャー、がん患者さんは病院の地域連携室や相談室に相談してください。今は在宅医療を理解する病院も多く、しっかりと対応してくれます」と、柳澤先生はアドバイスします。

在宅医療の主な対象者

・入院・通院が困難
・ターミナルケアが必要な方
・在宅療養を希望している
・認知症や寝たきり　など

ポイント

- 在宅医療の対象者は上記の方や、在宅で生活するうえで医療的なサポートが必要な方など。患者さんやご家族からの問い合わせ、病院の退院支援相談室のMSW、看護師からの紹介があります。

- 診療所の相談員が病院などに伺い、患者さんやご家族に訪問診療や医療保険・介護保険について説明。自宅で過ごす不安や在宅医療にかかる料金など、わからないことについても丁寧に答えます。

- 患者さんやご家族の都合を聞き、初回診療日を決定します。必要に応じて関係するケアマネジャーや介護サービスへ連絡・調整を行います。

- 訪問診療初回は診療所の相談員が同行することもあります。患者さんに医師・スタッフを紹介します。

- 看取りまでの期間は病状により異なります。がん患者さんの場合は短いと、帰宅後すぐや翌日に亡くなることもあります。

- 患者さんやご家族の様子を見ながら、ACPについても要望を聞きます。内容は流動的なので定期的にヒアリングし、考えの変化に応えます。

- 病状の変化に不安が高まり、気持ちが変われば在宅から緩和ケア病棟への入院を希望することもできます。

- ご家族の不安が高まる時期。終末期に起きる身体の変化を説明するなど、不安を取り除きます。

- "呼吸が止まったようだ"などご家族からの連絡を受けたら、できる限り主治医が駆けつけます。365日24時間体制で、夜間などは担当の医師が対応します。

やまと診療所における
診療から看取りまでの流れ

※下図はおおまかな流れを示したもの。実際は患者さんの症状やご家族の要望を伺いながら、最適化した医療を提供します。

START

治療を続けてきたが、入院や通院が困難になった

問い合わせ

説明・相談

初回診療日の調整

訪問診療の開始

がん患者さんの場合は
看取りまで平均2ヶ月

緩和ケアが中心

症状の変化に応じて痛み止めの薬を内服薬から貼り薬、ポンプに変更

食事ができない場合は点滴など、症状に応じた治療を継続

非がん患者さんの場合は
看取りまで平均1～2年

治療に加えて生活環境の
調整もサポート

看取り
1週間前

患者さんの意識が途切れ始める

看取り

ご家族から連絡があり往診

ご家族、主治医、在宅医療PAに見守られながら看取り

死亡診断書を書く

本書の取材にご協力いただいた先生の皆様：所属先および略歴（掲載順）

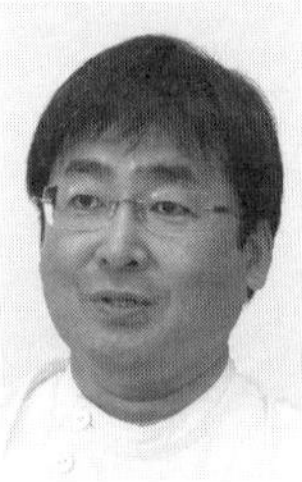

永《なが》井《い》康徳《やすのり》医師

医療法人ゆうの森理事長／たんぽぽクリニック医師

2000年に愛媛県で在宅医療専門クリニックを開業。職員4人からスタートし、現在は職員数約100人、多職種協働で在宅医療や入院、外来診療を行う。へき地医療への取り組みで2016年に第1回日本サービス大賞地方創生大臣賞を受賞。厚生労働省の「医師の働き方改革を進めるためのタスク・シフト／シェアの推進に関する検討会」など各種検討会の構成員を歴任する。

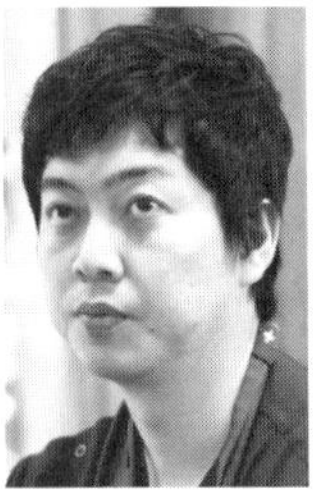

西《にし》 智弘《ともひろ》医師

川崎市立井田病院・かわさき総合ケアセンター腫瘍内科／緩和ケア内科医長／一般社団法人プラスケア代表理事

日本臨床腫瘍学会がん薬物療法専門医。現在は抗がん剤治療を中心に緩和ケアチームや在宅診療に従事。2017年に設立したプラスケアでは「暮らしの保健室」「社会的処方研究所」の運営を中心とした地域活動に取り組む。主な著書は『だから、もう眠らせてほしい（晶文社）』『社会的処方（学芸出版社）』。

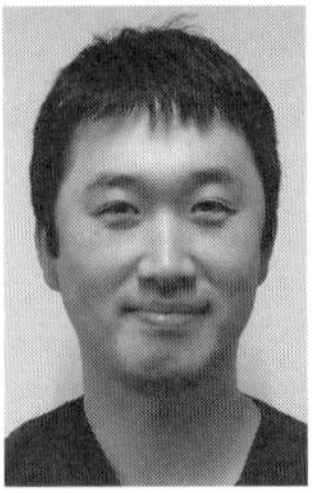

今《いま》井《い》浩平《こうへい》医師

いまいホームケアクリニック院長

2005年に札幌医科大学卒業後、市立室蘭総合病院、札幌医科大学、市立釧路総合病院、帯広厚生病院などでの勤務を経て、2011年に在宅医療専門の医療機関として、いまいホームケアクリニックを開設。その後、より総合的な在宅療養の支援を行えるよう居宅介護支援事業所と訪問看護ステーションを設立し、24時間対応の在宅医療、年中無休の外来診療とともに活動を展開している。

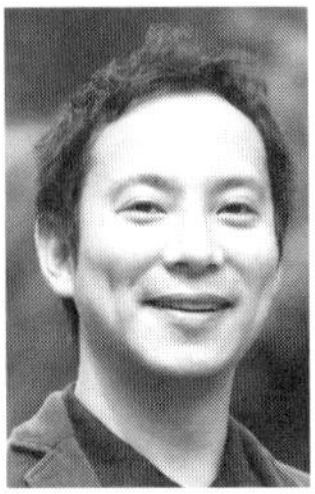

守上《もりがみ》佳樹《よしき》医師

よしき往診クリニック（YOC）院長

日本老年医学会認定老年病専門医。金沢医科大学医学部卒業後、京都大学医学部附属病院老年内科に入局、三菱京都病院総合内科勤務を経て2017年に医療法人双樹会よしき往診クリニックを開院。医療、介護にかかわる全業種と連携して24時間365日、全疾患対応型の在宅医療施設として稼働する。京都府医師会若手医療ビジョン委員、地域ケア委員、all 西京栄養を考える会顧問、日本危機管理医学研究会幹事、日本青年会議所医療部監査を務める。

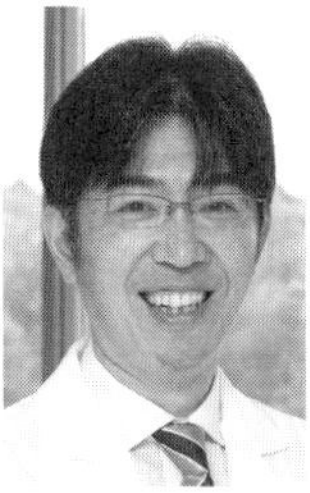

松本《まつもと》禎久《よしひさ》医師

国立がん研究センター東病院緩和医療科長

1999年金沢大学医学部卒業。国立がん研究センター東病院緩和医療科医長などを経て、2018年より現職。日本ペインクリニック学会ペインクリニック専門医、日本緩和医療学会緩和医療専門医。共著書に『緩和ケアレジデントの鉄則』（医学書院）など。緩和ケア医として体や心の苦痛の軽減する治療をすると共に、自宅での療養を望む人が、その希望を実現できるようなサポートを積極的に行っている。

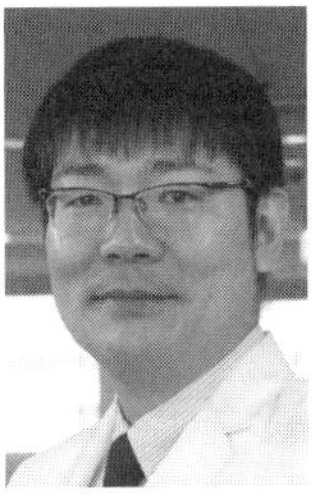

柏木《かしわぎ》秀行《ひでゆき》医師

飯塚病院連携医療・緩和ケア科部長

2007年筑波大学医学専門学群卒業後、飯塚病院にて初期研修修了。2016年より緩和ケア科部長（19年に科名変更）。グロービス経営大学院修了。がん以外の病気の緩和ケアに早くから取り組み、啓発活動にも力を入れる。監修本に『実践･心不全緩和ケア』（日経BP）など。社会福祉士の資格も持ち、「病気になっても、治療困難になっても、過ごしたい過ごし方を、過ごしたい場所でできる地域づくり」を目指している。

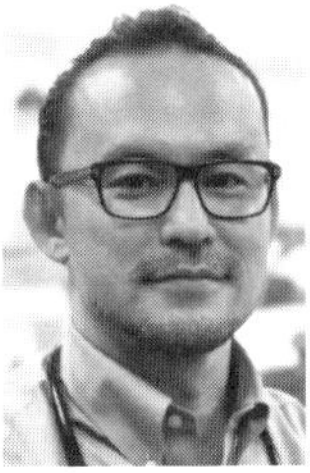

佐々木《ささき》淳《じゅん》医師

医療法人社団悠翔会理事長／診療部長

1998年筑波大学医学専門学群卒業。社会福祉法人三井記念病院内科／消化器内科、東京大学医学部附属病院消化器内科等を経て、2006年に最初の在宅療養支援診療所（MRCビルクリニック）を開設。2008年医療法人社団悠翔会に法人化、理事長就任。首都圏と沖縄で18か所の在宅療養支援診療所を運営し、約6,000人の在宅患者さんへ24時間対応の訪問診療を行う。かかわった患者・家族に「安心できる生活」「納得できる人生」を届けることを目指している。

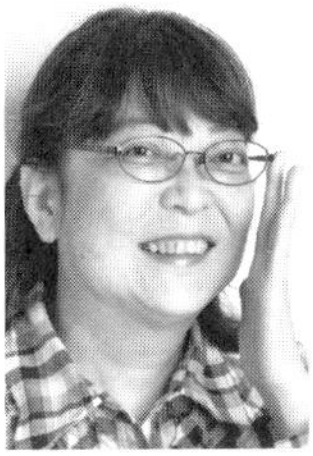

椎名《しいな》美恵子《みえこ》看護師

東京都訪問看護ステーション協会会長／
訪問看護ステーションみけ所長

東京医科歯科大学附属病院にて臨床経験後、保健所勤務を経て、医師会立訪問看護ステーション管理者に就任。2003年、東京･向島に有限会社ふれすか･訪問看護ステーションみけを設立。2017年より一般社団法人東京都訪問看護協会会長。NPO法人がん患者サポート研究所きぼうの虹代表として、がんの患者・家族向けのサロン、講演会などを開催。病気になっても住み慣れた地域で自分らしく生きるためのサポートに力を入れている。

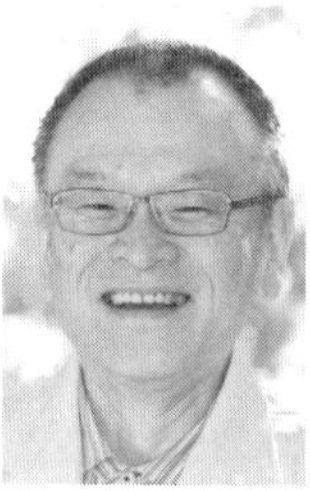

大橋洋平《おおはしようへい》医師

海南病院緩和ケア病棟非常勤医師

1963年三重県生まれ。三重大学医学部卒業後総合病院の内科医を経て、2003年大阪市の淀川キリスト教病院で1年間ホスピス研修。'04年より愛知県のＪＡ厚生連海南病院・緩和ケア病棟に勤務。08年よりＮＰＯ法人「対人援助・スピリチュアルケア研究会」の村田久行先生に師事し13年度から18年度まで同会講師。医師生活30周年の18年6月、稀少がん「消化管間質腫瘍」（ジスト）が発見されて手術。現在は抗がん剤治療を続けながら仕事復帰し自身の経験を発信している。著書に『緩和ケア医 がんと生きる40の言葉』（双葉社）など。

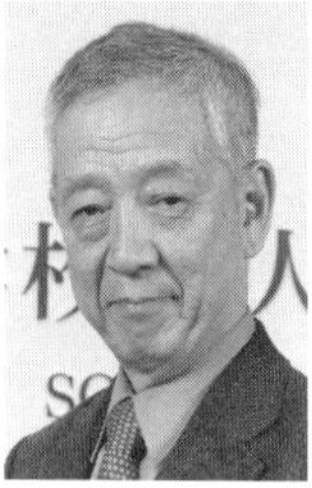

島薗進《しまぞのすすむ》教授

上智大学グリーフケア研究所所長／東京大学名誉教授

東京大学名誉教授。1972年東京大学文学部宗教学・宗教史学科卒業、77年同大学院博士課程単位取得退学。東京大学文学部宗教学・宗教史学科教授などを経て、2013年より現職。日本スピリチュアルケア学会副理事長。スピリチュアルケア、グリーフケアができる実践家の育成にも力を入れている。『新宗教を問う；近代日本人と救いの信仰』（ちくま新書）、『ともに悲嘆を生きる グリーフケアの歴史と文化』（朝日新聞出版）など著書多数。

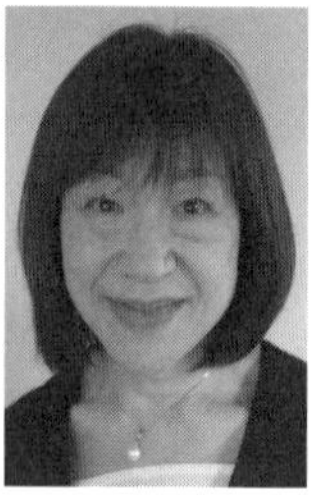

田村里子《たむらさとこ》先生

WITH 医療福祉実践研究所　がん・緩和ケア部部長

1985年より、東札幌病院で医療ソーシャルワーカーとして、緩和ケア病棟を中心に，がん患者とその家族・遺族への相談援助に従事。2014年より現職。緩和ケアの対象の患者・家族、遺族からの相談やグループの支援を実践。ソーシャルワーカーなど対人援助職の養成教育、現任者を対象に人生最終段階の意思決定支援など種々の相談支援について実践的なワークショップを実施している。厚生労働省「終末期医療の決定プロセスのあり方に関する検討会」構成員（2007～2015）。著書に、『緩和医療・終末期ケア』（中山書店、共著）などがある。

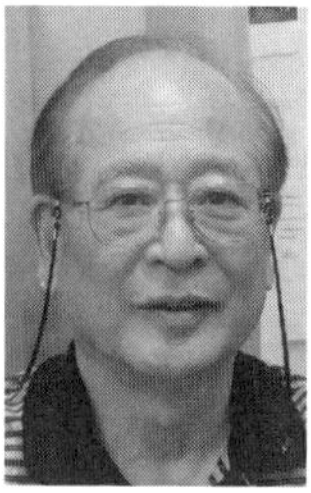

川越《かわごえ》 厚《こう》医師

医療法人社団パリアン理事長

1973年東京大学医学部卒業。東京大学講師、白十字診療所在宅ホスピス部長、賛育会病院長などを経て、2000年、東京都墨田区でクリニック川越を開業し、訪問看護、居宅介護支援、訪問介護、ボランティア等からなる在宅ケア支援グループ・パリアンを設立。在宅緩和ケア、在宅看取りのパイオニアとして、国のがん対策推進協議会、厚生科学審議会の委員などを歴任。『ひとり、家で穏やかに死ぬ方法』（主婦と生活社）など著書多数。2021年8月からは、山梨県北杜市で、在宅緩和ケアの研究を行う。

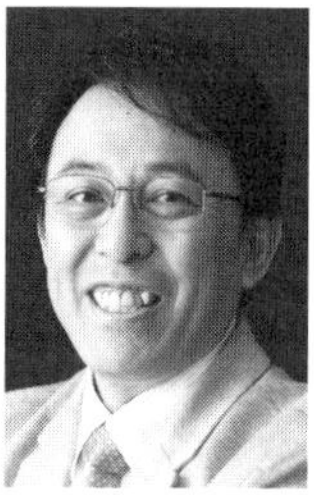

長《なが》尾《お》和宏《かずひろ》医師

医療法人社団裕和会理事長／長尾クリニック院長

東京医科大学卒業後、大阪大第二内科入局。1995年尼崎市で長尾クリニックを開業。外来診療から在宅医療まで“人を診る”総合診療を目指す。『平穏死・10の条件』、『薬のやめどき』、『痛くない死に方』はいずれもベストセラー、『男の孤独死』、『痛い在宅医』は発売即重版。小説『安楽死特区』はアマゾン１位に。最新作は『ひとりも、死なさへん』。著書『痛い在宅医』は、2021年春に映画「痛くない死に方」として公開。日本慢性期医療協会理事、日本尊厳死協会副理事長、日本ホスピス在宅ケア研究会理事。関西国際大学客員教授。医学博士。

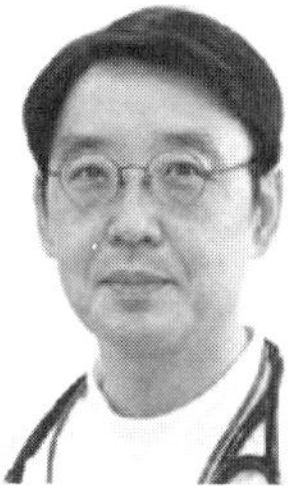

小《お》澤《ざわ》竹《たけ》俊《とし》医師

めぐみ在宅クリニック院長／エンドオブライフ・ケア協会代表理事

1987年東京慈恵会医科大学医学部卒業。1991年山形大学大学院医学研究科医学専攻博士課程修了。救命救急センター、農村医療に従事後、94年より横浜甦生病院内科・ホスピス勤務、1996年ホスピス病棟長。2006年めぐみ在宅クリニックを開院、現在に至る。「自分がホスピスで学んだことを伝えたい」との思いから2000年より学校を中心に「いのちの授業」を展開。一般向けの講演も精力的に行う。2013年より多死時代にむけた人材育成に取り組み、2015年有志とともに一般社団法人エンドオブライフ・ケア協会を設立。

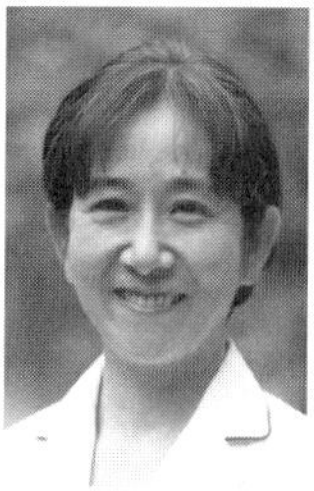

岡《おか》山《やま》容《よう》子《こ》医師

おかやま在宅クリニック院長

日本麻酔科学会認定専門医、日本プライマリケア連合学会認定医・指導医。京都府立医科大学卒業後に麻酔科医として手術麻酔、集中治療業務に従事し、その後、在宅医療に転向。2015年におかやま在宅クリニックを開設、2020年に真宗大谷派にて得度を受け僧侶となる。現在は終末期をみる医師として、地域密着医療を実践するほか、看取りの安心勉強会プロバイダー養成講座を主催する。

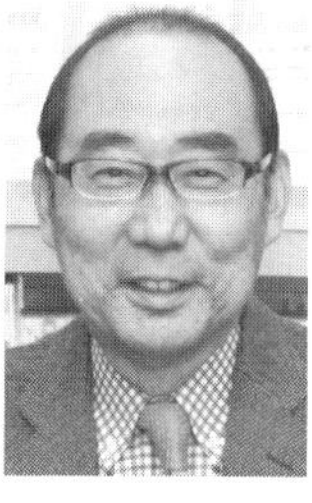

太《おお》田《た》秀《ひで》樹《き》医師

全国在宅療養支援医協会常任理事／医療法人アスムス理事長

1953年奈良県生まれ。日本大学医学部卒。自治医科大学整形外科医局長などを経て、1992年におやま城北クリニック（栃木県小山市）を開設。現在は機能強化型在宅療養支援診療所として24時間×365日の在宅ケアサービスを展開し、地域包括ケアシステムの一翼を担う。著書に『家で天寿を全うする方法』（さくら舎）、『「終活」としての在宅医療』（かもがわ出版）など多数。

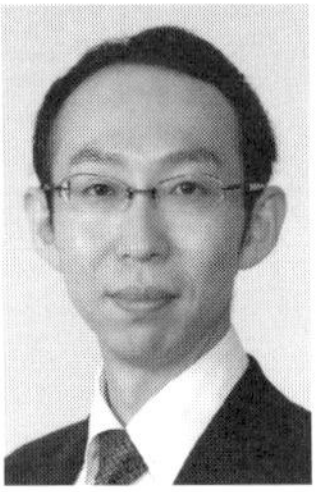

新宮信之《しんぐうのぶゆき》先生

NSパートナーズ司法書士事務所 司法書士

1983年千葉県生まれ。2006年日本大学文理学部心理学科卒業。2006年〜2010年一般企業や法律資格の専門学校で働きながら司法書士の資格を目指す。2010年司法書士資格取得。2010年〜2014年都内の司法書士法人・個人事務所に勤務。2014年〜NSパートナーズ司法書士事務所開業（東京都豊島区駒込）。開業当初は特に専門分野を設けていなかったが、ここ数年成年後見・相続に関する依頼が急増し、成年後見・相続が専門分野となっている。

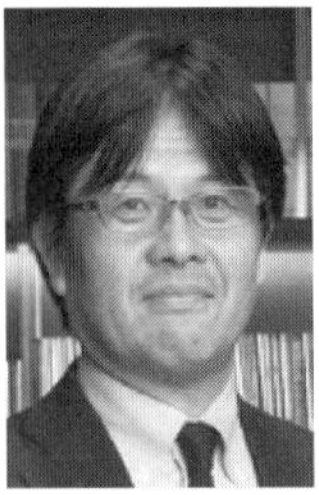

木澤義之《きざわよしゆき》医師

神戸大学医学部附属病院緩和支持治療科

1967年長野県諏訪市生まれ。1991年筑波大学医学専門学群卒業。専門分野は緩和ケア、総合診療。2013年より神戸大学大学院医学研究科内科系講座先端緩和医療学分野特命教授。日本内科学会 総合内科専門医、日本緩和医療学会緩和医療専門医。2018年より特定非営利活動法人日本緩和医療学会理事長。2016年より厚生労働省委託事業「人生の最終段階における医療体制整備事業(E-Field)」プロジェクトリーダーを務める。

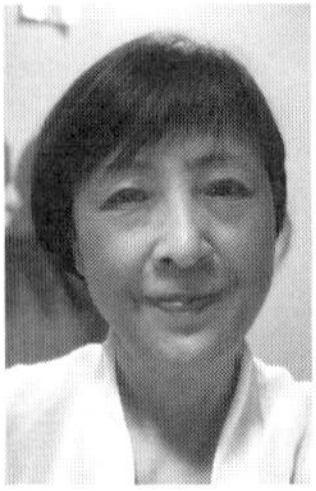

宮林幸江《みやばやしさちえ》先生

日本グリーフケア協会会長

2003年東京医科歯科大学大学院博士課程後期修了。2018年自治医科大学教授職退職。1999年に夫を病死にて喪失。悲嘆ケアの充実の必要性を痛感した。2001年から悲嘆のケアを開始した。このケアの開始前と開始後にアメリカやイギリスの遺族ケアの調査研究を行っている。2008年に日本グリーフケア協会を設立し、ケアと人材の育成とを両立させたいと考えてきた。研修の修了者（初級）は約5,000人。

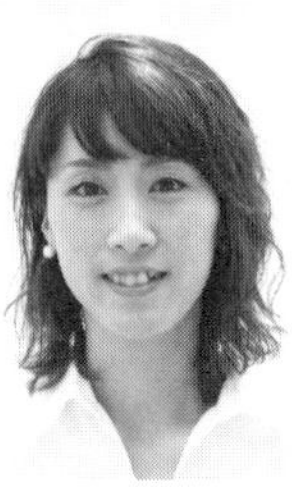

岩谷真意《いわたにまい》看護師

日本終末期ケア協会代表理事／
訪問看護ステーションここりんく代表兼所長

神戸市立中央市民病院にて急性期医療を経験したのちJCHO神戸中央病院緩和ケア病棟にて約10年間勤務。臨床で看取りケアの経験を積み副師長としてスタッフ教育、組織マネジメント、学生指導に携わる。その経験から日本人に看取りケアを取り戻したいと考えるように。2019年一般社団法人日本終末期ケア協会を設立。業界初のオンライン型協会として地域や職種を超えて医療や介護の専門職が学びあえるコミュニティを運営。2022年神戸市北区で訪問看護ステーションここりんくを開設予定。

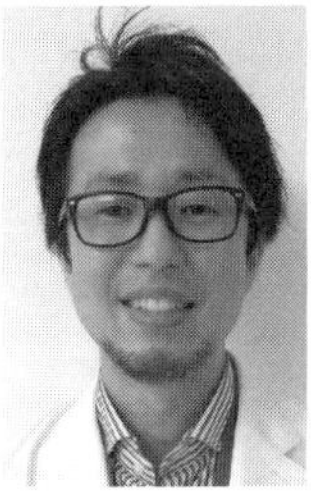

伊藤嘉規《いとうよしのり》先生

名古屋市立大学病院緩和ケアセンター公認心理師／臨床心理士

2005年中京大学心理学部心理学科卒業。2007年愛知学院大学大学院文学研究科修了。2008年4月浜松医科大学精神科心理研修生。2015年名古屋市立大学大学院医学研究科精神・認知・行動医学分野博士課程修了。2009年より名古屋市立大学病院緩和ケアセンターに所属。研究テーマはサイコオンコロジー、小児がん患者と家族への心理的支援。

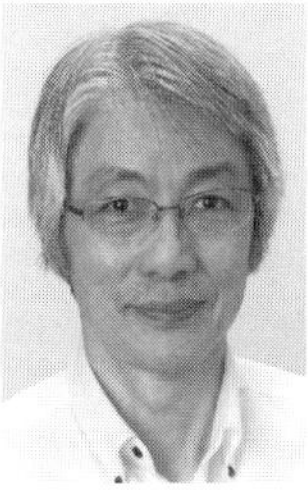

柳澤《やなぎさわ》 博《ひろし》医師

TEAM BLUE やまと診療所副院長

滋賀医科大学医学部卒業後、東京の大学病院外科に入局。バブル時代に拡大手術、積極的化学療法を経験。多数の進行がん診療を担当するも痛み治療に難渋。国立がん研究センター東病院で緩和医療の研修後、非常勤医として勤務。その後外科医を辞め総合病院緩和ケア病棟長として働く。6年前より医師人生の仕上げとして、究極の緩和ケアの場である在宅医療に参加。3,000人以上のがん患者診療経験を活かし、苦痛のないその人らしい在宅療養生活が送れるように支援を続けている。90歳で亡くなる直前まで絵を描き続けた葛飾北斎を敬愛している。

装丁　二ノ宮匡
取材・執筆　福島安紀
横井かずえ
大正谷成晴
小川留奈
DTP　BUCH⁺
校正　円水社 /BUCH⁺
構成協力　田中留奈
アンケート協力　ケアマネジメント・オンライン
（株式会社インターネットインフィニティー）
協力　岩澤倫彦
編集　江種美奈子（世界文化ブックス）

●本書の出版にあたって正確な記述につとめましたが、執筆者および取材対象者、世界文化社のいずれも本書の内容に対しなんらかの保証をするものではありません。本書に書かれた理論、指標、提案などに従ったことによって起こりうるいかなる被害や損傷、損失についても、出版社、執筆者、取材対象者が責任を負うものではないことをあらかじめ明記いたします。
●本書の内容は2021年10月現在のものです。

在宅死のすすめ方　完全版

発行日　2021年11月25日　初版第1刷発行

編者　世界文化ブックス編集部
発行者　竹間　勉
発行　株式会社世界文化ブックス
発行・発売　株式会社世界文化社
〒102-8195　東京都千代田区九段北4-2-29
電話（編集部）03-3262-5118
（販売部）03-3262-5115
印刷・製本　大日本印刷株式会社

ISBN978-4-418-21410-5